플로렌스 나이팅게일이 우리 간호사들에게

플로렌스 나이팅게일이 우리 간호사들에게

초판 인쇄 2021년 11월 11일
초판 발행 2021년 11월 15일

지은이　　플로렌스 나이팅게일
펴낸이　　진수진
펴낸곳　　널스랩

주소　　　경기도 고양시 일산서구 덕이로 276번길 26-18
출판등록　2019년 10월 10일 제2019-000159호
전화　　　031-911-3416
팩스　　　031-911-3417
전자우편　meko7@paran.com

플로렌스 나이팅게일이 우리 간호사들에게

나이팅게일 씨가 성 토마스 병원 나이팅게일 학교의 견습생들과 간호사들에게 보낸 연설 중 발췌

1872년부터 1900년 사이에 나이팅게일은 가능한 경우에는 늘 연마다 성 토마스 병원 나이팅게일 학원의 견습생과 "거기서 훈련 받은 간호사들"[1]에게 편지나 연설을 보내고는 했다. 나이팅게일 기금의 의장인 해리 버니 경이 주로 이 연설을 견습생과 간호사들에게 읽어주었고, 그 자리에 있던 간호사들에게 석판 인쇄한 각 연설을 "사적인 목적을 위해서만" 사용될 수 있도록 개별적으로 배부하였다. 일부는 에든버러에서 일하는 나이팅게일 학원 출신 간호사들을 위해 쓰여졌다.

이 편지들은 출판을 위한 것이 아니었고, 전체적으로 보아서도 반복되는 내용이 많기 때문에 출판하기에는 적절하지 않다. 하지만 나이팅게일의 사망 이후로 다른 간호 학교 등 기관들이 자신들의 간호사들에게 읽히고 배부해주기 위해 연설의 복사본을 요청했고, 나이팅게일의 가족들 역시 이를 발췌하여 출판하는 것이 이것들이 애초에 집필된 목적을 더욱 멀리 확장시키는 일을 할 것이라고 희망하고 있다.

---

1 첫 번째 연설의 초반에서 이 표현의 변화의 이유에 대해서 암시할 것이다. 훈련과정을 밟은 간호사라고 하여 항상 "'훈련 받은 간호사'라고 불릴 자격이 있는 것"은 아닐 수도 있다. (1876년 연설)

간호사 뿐만이 아니라 다른 이들도 이 편지들을 읽고자 할 수도 있을 것이다. 훌륭한 사람들의 영향의 특성을 이해하려는 당연한 욕구가 있다. 그리고 우리는 이 연설들에서 적어도 나이팅게일의 영향력을 구성하는 무언가를 볼 수 있다. 그의 간호사에 대한 성실한 관심과 간호사들은 "완벽"해야 한다는 그의 강렬한 바람이 모든 문장에서 나타난다. 물론, 이 연설들에서 그 작가의 마음이 모두 표현되는 것은 아니다. 이 것들은 나이팅게일이 중년을 넘은 후에, 길고 광범위한 경험을 한 선생으로서 자신보다 훨씬 어린 학생들, 특히 그 학생들 중 매우 적은 교육을 받아 쉽게 읽고 쓰지 못하는 학생들을 위해서 쓴 것이다. 학교에서 자라는 가장 기초적인 교육과 그 교육의 습관, 그리고 훈육의 전통의 부족함은 나이팅게일이 처음으로 간호사들에게 편지를 쓴 1872년에 비해서 지금은 덜 느껴지는 곤란이다. 그때 당시에는 그러한 청중에게 연설을 할 때 단순하게, 너무 배운 티(가끔은 이러한 것들이 변장을 하고 나타날 때도 있지만)를 내지 않고 지나치게 엄중하거나 문체에 집중하지 않고 말하는 것이 중요하였다. 성경과 찬송가에서 나오는 익숙한 단어들을 사용하는 것이 그의 청중 중 가장 적게 배운 사람들에게도 호소력을 가지고 나이팅게일 자신의 영향력도 놓치지 않을 수 있는 방법이었다.

하지만 이런 단순하고 대중적인 문체의 연설로도 철학적인 틀이 보인다. 나이팅게일이 그의 간호사들에게 "하늘에 계신 우리 아버지와 같은 완벽함"에 한 걸음 더 가까워지기를 바랐을 때, 그는 머리 속에서 과학과 행동, 그리고 종교가 하나인 세계의 윤리 통치체계의 개념을 그리고 있었다. 그의 출판되지 않은 글에서 이러한 발상은 연속해서 나타난다. 성 데레사의 기도에 대한 그의 노트에서 명확하게 설명되고 있다.

완벽한 사고와 감정에 있어서, 이 완벽함이 삶과 노력으로 이루어 진 것이 아니라면, 또한 삶과 노력에서 깨달은 것이 아니라면, 이 완벽한 사고와 감정에는 어떠한 의미도 부여할 수 없다. 실로 완벽이 노력 외에서 존재하기를, 연습 없이, '열심히' 하지 않고 존재하기를 상정하는 것은 모순이다. 노력하여 얻은 완벽함을 얻은 것이 아니라면 완벽한 지혜와 행복을 품을 수 없다. 부동의 무감각함과 완벽함의 관념은 서로 상반된다. '완벽' ~를 뚫고 성취하다. ~이라는 단어에서 완벽은 고통을 열심히 극복하여 ~완료하여 ~완벽해지는 것으로 보인다. 그리고 우리는 완벽한 완벽함의 관념에 대해서만 구상할 수 있다. '우리 안의 하느님', '성령을 비통해 하는 것', '우리 하느님 아버지는 일하시고 나도 일한다.' ~이 모든 것들이 이러한 진실을 시사하고 있는 것으로 보인다. 우리는 불완전함과 죄악을 헤쳐나가지 않고서는 완벽을 설명하지도 상상할 수도 없다. 영원한 완벽함은 거의 영원한 불완전함을 미리 상정하고 있다. 이러한 점에서 나이팅게일의 "신체적 상태와 윤리적 행위의 연결을 나타내는 규칙"에 대한 깊은 관심이 드러난다. 나이팅게일은 인간에 대한 신의 방식을 그의 힘이 닿는 한 자세히 설명한 점을 자각하고 이를 기쁘게 여긴 책을 쓴 한 과학계 저자를 다른 데서 인용하며 다음과 같이 말했다. "그가 여기서 말하는 감정이 항상 내 마음 속에 존재하였다고 나는 진정으로 말할 수 있다. 배수구를 청소할 때나, 병실을 환기시킬 때나, 아니면 건물의 위생적인 건축, 절제와 실무적 직업, 혹은 하수처리시설과 상수도 등에 관한 원칙을 권고한 때나, 나는 항상 나 자신은 신의 직접적인 지시를 받는 것으로 여겼고, 이것들은 신의 규칙에 '대한 신실과 경외를 담아' 이를 권고한 것이었다~ 왜냐하면 인간이 신의 법칙을 통해 인간을 창조하는 환경을 만드는 것은 '신의 방식'에 해당하는 것이기 때문이다."

편지들은 조금의 편집이 필요했다. 나이팅게일은 종종 간단명료하고 강력한 서술의 큰 힘을 보여줬지만, 여기서 그는 통계자료를 일람하는 것도 아니고, 각료에 급하게 사무적 개요를 작성하는 것도 아니었다. 어떤 관념들은 아직 충분히 훈련 받지 않은 이들을 염두에 두고 초반에 구두로 강조될 필요가 있었다. 그리고 이를 위해 그는 매우 산만하게 글을 썼다. 교정쇄도 고치지 않았다. 그의 인생을 읽어본 사람이라면 그가 얼마나 다른 일과 예민한 건강으로 부담을 받고 있었는지, 그리고 어떤 정도 이상의 검토를 매우 어렵게 여기고 마음에 안 들어 했는지 알 것이다. 그래서 간혹 등장하는 오식의 교정, 빠뜨린 단어의 추가, 의미를 불명확하게 하는 괄호, 마침표, 구분 등을 삭제하는 등 조금의 수정이 필요했다. 많이 반복되는 내용의 일부와 그 시대에만 흥미로웠던 한두 구절 역시 빠졌다. 목표는 최소한의 변경만 있도록 하는 것이었고, 나이팅게일이 직접 교정쇄를 고쳤다면 하지 않았을 일은 아무 것도 하지 않았기를 빈다. 처음 두 연설에서 아마도 그가 반복하는 주된 테마가 최대한 표출되었을 것이다. 다른 연설들은 위와 같은 테마의 특성을 잘 보여주기 때문에 주로 선택되었다.

ROSALIND NASH.[2]

---

2 역자 주 : 1862~1952. 플로렌스 나이팅게일의 조카딸. 나이팅게일이 쓴 글을 출판하는 데 도움을 주었다.

플로렌스 나이팅게일이 우리 간호사들에게

CONTENTS
차 례

런던, 1872년, 5월.

우리 간호사들에게 있어서 간호는 매년, 매월, 매주 앞으로 전진하지 않으면 후퇴하는 것이라는 제 말을 믿어야 합니다.

더 많은 경험을 할 수록 우리는 더 진보할 수 있습니다. 여러분이 훈련을 마친 후 일년 동안 얻어야만 하는 진보에 비하면 여기서 우리와 일년 동안 훈련을 하면서 얻는 진보는 아무것도 아닙니다.

이렇게 생각하는 사람도 있을 것입니다. "이제 나는 '완전한' 간호사이자, '숙련된' 간호사야. 나는 배워야 할 것은 모두 다 배웠어." 제 말을 믿으세요. 이 사람은 간호사가 무엇인지 모릅니다. 그리고 그는 그게 무엇인지 절대로 모를 것입니다. 그는 이미 퇴보한 겁니다.

자만심과 간호는, 헌 옷에 새 옷 조각을 덧대는 것처럼 한 사람 안에 동시에 존재할 수 없습니다.

좋은 간호사라면 매년 일을 하면서 이렇게 말을 할 것입니다. "나는 매일 새로운 것을 배운다."라고.

저는 거의 어느 누구에 비해서도 (제가 어렸을 때는 여러분들처럼 배움의 기회가 있지 않았습니다) 모든 나라와 각각 다른 병원의 방식들을 더 많이 접한 경험이 있습니다. 하지만 만약 제가 다시 저 스스로 돌아다닐 기운만 회복한다면 저는 이 모든 것을 다시 시작할 것입니다. 저는 성 토마스 병원의 존경할만한 양호교사님 밑에서 훈련을 받을 것이고 (그리고 감히 말하자면 그 분 역시 제가 여기 규칙을 가장 잘 지킨다는 사실을 알게 될 것입니다). 그러면 저는 매일 새롭게 배우며 과거의 경험을 위해 더 많이 배울 것입니다.

그리고 저는 제 인생의 마지막 순간까지 배우려고 노력할 것입니다. "그리고 그의 다리가 잘려나갔을 때, 그는 그 잘려나간 부분으로 딛고 서서 싸웠다"라는 시구가 있지요. 그러므로 제가 더 이상 다른 사람을 간호하면서 배울 수 없게 된다면 저는 제가 간호를 받으면서, 간호사들이 저를 어떻게 간호를 수행하는지 보면서 배울 것입니다. 모든 것은 경험입니다.

리버풀 구빈원 의무실의 양호교사로 살다가 돌아가신 (여러분이 아마도 "우나 (Una)"라는 이름으로 들어본 적 있을) 아그네스 존스는 그의 인생 마지막에 구빈원에서 다음과 같은 글을 남겼습니다. "나는 신이 원하신다면 이 직책을 40년은 맡고자 한다. 하지만 휴일이 생기기만 한다면 성 토마스 병원에 돌아가야만 한다. 내가 지금 더 많은 경험을 쌓았으니 얼마나 많은 것을 더 배울 수 있겠는가." (그는 성 토마스에 일 년 동안 있었습니다)

제가 어렸을 때, 여러분도 알다시피 아마도 여태껏 있어온 별과 지구의 경이로움에 관한 발견을 한 사람들 중에 가장 뛰어난 사람이었던 아이작 뉴턴 경이 인생의 마지막 순간에 적은 글을 읽은 기억이 있습니다. "나는 드넓은 바다의 경이로움은 탐색하지 않고 남긴 채 바닷가에서 조약돌 몇 개를 주워 노는 어린아이라고 스스로 생각한다."

이 옆에 막 훈련학교를 마친 후 자신이 배운 것들을 세면서 "머리 하나에 이 모든 것들이 다 들어갈 수 있다는 것이 놀랍구나"(그렇다면 얼마나 작은 머리인가요!)라고 마무리 짓는 간호사를 나란히 두어 보십시오.

저는 제 인생에서 항상 뉴턴 경의 말을 상기했던 것 같습니다.

그리고 이는 누구라도 틀리지 않고 말할 수 있을 것입니다. 간호사에게는 ~의사의 지시대로 외과든 내과든, 질병이나 부상을 치료하거나 방지하는 행위로써~ 전쟁터에서나, 노상에서나, 우리가 매일 새로운 것을 배우는 데는 끝이 없다는 점입니다.[1]

저는 가끔 이런 말을 듣습니다. "하지만 우리가~ 와~(과음하고, 비도덕적이며, 부주의하고, 불성실한 간호사들을 예로 들며)에 비하자면 자부심을 가질 이유는 충분하지 않은가요?" 저는 우리들 사이에 그런 이야기가 나올 수는 없다고 생각합니다. 세속적인 배경을 받아들인다 하더라도 우리 중 어떤 여성이 더 높은 곳을 향하는 대신, 자신보다 더 낮은 비도덕적인 자와 자기를 비교하겠습니까?

예수님의 사도가 다음과 같이 말하지 않았습니까. "나는 내 스스로 이해했다고 생각하지 않는다. 하지만 내가 단 한가지 할 수 있는 것은 지나간 것은 잊고 내 앞으로 다가올 일들에 손을 뻗어 예수 그리스도 안의 하느님의 높은 사명의 포상의

---

1 외국에 있는 (자선사업으로) 잘 알려진 단체에서는 처음 들어온 회원에게 2년 간 수습기간을 거치게 한 후, 10년 후에 다시 되돌아가 1년간 두 번째 수습기간을 거치게 하는 곳이 있습니다. 이것은 발전은 언제나 가능하다는 사실을 가장 강력하게 인식한 예입니다. 다 자란 어른들이, 이미 중년인 사람도, 언제나 교육을 받아야 한다는 것이죠. 하지만 중년까지 교육을 계속 받은 사람만이 중년이 지난 후에도 계속 배움을 얻을 수 있습니다.

흔적을 향해 앞으로 나아가는 것이다." 간호 외에 우리가 향할 수 있는 "높은 사명"이 또 있겠습니까? 그렇다면 우리는 "앞으로 나아가야" 합니다. 우리는 이것조차 "이해하지" 못했다면 아무것도 "이해하지" 못한 것입니다.

그리스도교 전체에 걸쳐서 알려진 "바리새인"에 관한 작은 이야기가 있지요. 예수님이 이 땅에 다시 내려오신다면 그가 다시 이 우화를 우리에게 적용시켜야만 하겠습니까?

자, 이제 지금까지 여러분들이 분명히 생각하던 것 하나에 관해서 말해야 하겠습니다. 만약 우리가 간호에서 매일 발전하지 않는다면 우리는 퇴보하게 됩니다. 그렇다면 그리스도교 여성이자 하느님의 추종자라고 스스로 부르는 우리들이 매일 같이 이에 해당하는 행동거지를 발전시키지 않는다면 얼마나 우리는 후퇴하겠습니까?

이는 물론 전세계의 여성들에게도 해당되는 것입니다. 하지만 이것은 우리 간호사들에게 특히 더 적용되는데, 그 이유는 이 세계에서 교직 외에 우리가 어떤 사람인지에 따라 우리가 할 수 있는 일이 달라지는 소명이 이것 말고 더 없는 것으로 알고 있기 때문입니다. 좋은 간호사가 되기 위해서는 그 사람이 좋은 사람이어야 합니다. 그렇지 않다면 그 사람은 단지 요란한 빈 수레일 뿐입니다. 좋은 사람이 되기 위해서는 그 사람은 발전하는 사람이어야 합니다. 왜냐하면 정체된 물이나 공기는 우리가 알다시피 곧 부패하고 사용할 수 없게 되기 때문입니다.

우리 중 누가 정체된 사람입니까? 우리 중 누구도 "나는 여기에 들어왔을 때 보다 더 나쁜 사람이 되어서 나간다. 나는 성실한 목적을 가지고 여기에 들어왔는데 이제 나는 내 스스로의 만족과 평안 외에는 관심이 없다"고 말하지 않기를 바랍니다.

간호에서처럼 머리와 손이 항상 바쁘면, 심장이 신과 이웃을 위한 정직한 목적이 없다면 모두와 신을 위해서가 아니라 ~심지어 이웃을 돕고 있을 때도~ 자기 자신을 위해서만 일하게 되기는 너무나도 너무 쉽습니다.

저는 우리들과 신과의 사이에서만 이야기할 수 있는 주제에 대해서 이야기하는 것을 좋아하지 않지만 ~이는 이야기거리가 되지도 않고, 여러분 사이에 있을 수 없는 (하지만 그렇게 하는 것보다 더 바라는 게 없음에도 불구하고) 제가 할 이야기도 아니지만, 대륙의 다른 훈련 학교에서 비슷한 상황에 있었던 사람이 저에게 한 말에 여러분은 관심이 있을 것이라고 생각합니다.

두세 가지만 언급하고자 합니다.

1. 누군가 말하기를, "내가 얻은 도움 중에 가장 큰 것은 우리 훈련학교에서 아침에 일어나자마자 신에게 마음을 바칠 것을 가르친 것이다."

이것은 규칙으로 만들 수 없음은 말할 필요도 없을 것입니다. 굴뚝은 연기를 뿜어서는 안 된다는 규칙을 만든다고 연기가 굴뚝을 따라 올라가지 않듯이 규칙으로 이것은 배울 수 있는 것이 아닙니다.

우리가 만약 자기 직전까지 분주하고, 남의 방에서 험담을 하거나, 우리가 만약 자기 전의 마지막 생각이 스스로에 대한 모욕이나 남에 대한 앙심, 혹은 상대방의 성정에 대한 것이라면 아침에 일어나자 마자 드는 생각이 신에 대한 것이 아님은 당연할 것입니다.

아마도 말다툼이 있었을 수도 있었을 것입니다. 그리고 만약 이처럼 교양 있는 척 하면서 이런 반종교적이고 교양 없는 나눔에 빠져있는나빈 그는 그보나 닐 교육받은사를 앞에서 돌부리가 아니라 본보기가 되어야 하는 사람으로서 어떤 추문을 남기겠습니까!

이 땅의 성인(聖人)이라고밖에 할 수 없는 극소수의 사람들을 제외하고는 적지 않은 사람들이 (어떤 시인이 말한 것처럼) "반종교적 저주받은 천 시간"을 나쁜 의도의 감정으로 보냅니다. 이렇게 하는데도 우리가 아침에 일어나자마자 "인류에게 좋은 의도를 가진" 신에게 마음을 바칠 수 있으리라고 기대할 수 있을까요?

이건 다른 사람보다 제 스스로에 대한 이야기인 것 같습니다.

2. 또 다른 여인이 저에게 말한 적 있습니다. "나는 훈련학교에서 나 자신과 긴 내면의 논의, 스스로 알아채는 것보다 우리의 생각을 더 많이 차지하는 내 안의 그 끝없는 대화들을 절대로 하지 말라고 배웠다. 만약 이것이 내 임무에 관한 것인 경우에는 나는 내 상관에게 곧장 가서 휴가나 조언을 얻었다. 만약 이것이 다른 사람들에 관한 쓸모 없고 심술궂은 생각들이거나 우리를 속이려는 생각이라면 우리는 이를 신 앞에 내려놓고 이것이 우리를 이기기 전에 우리가 먼저 이를 이겨내라고 배웠다."

드레스 위에 떨어진 불꽃은 아직 불꽃일 때는 끌 수 있지만, 드레스 전체를 불사르고 있을 때는 끌 수 없습니다. 이는 다른 사람에 대한 심술궂은 생각도 마찬가지입니다. 우리의 생각 중 얼마나 이런 생각이 차지하고 있는지 누가 알려주겠습니까?

자기 스스로 남들 보다 낫다고 생각하는 사람이라면 좋은 본보기가 되기 위해서 열심히 할 것이라고 믿습니다.

∥

이와 관련해서, 다른 이야기로 넘어가겠습니다. (저는 남들은 수정할 수 있지만 제 스스로는 항상 수정하지는 못합니다.) 좋은 직장에 취직하였을 때 직급, 계급, 그리고 근무처에 따른 질투와 미세하게 꼼꼼함에 관한 것입니다. 질투하는 사람은 남에게 해를 끼치지 않는다면 자기 자신에게 얼마나 많은 해를 끼치는지요! 그는 직장에서 얻을 수 있는 이점, 즉, 자기 기질의 향상, 신이 그 직장에서 그가 얻을 수 있도록 지정해준 고결함(왜냐하면 도움이 되는 것이야말로 진정으로 고결한 것이기 때문에)을 얻지 못하게 됩니다. 그는 일에서 신이 그에게 준 것을 얻지 못합니다. 오히려 그 반대입니다.

(간호사는 어린아이들이 아닌, 성인 여성들입니다. 그리고 만약 그들 스스로 이를 할 수 없다면, 그 누구도 대신 해줄 수 없습니다.)

"나는 비참해지기 위해 고생한다"고 셰익스피어의 주인공 중 하나가 말한 적이 있는 걸로 기억하고 있습니다. 이 얼마나 정확한 말인가요! 이 얼마나 어떤 사람들의 일평생을 잘 나타내는 표현인가요. 그리고 자신의 진실을 밝히자면 우리들 중 단 한 명만이 사소하게 기분 나쁜 일로 복수심에 불타 비열하고 모질고, 쩨쩨하고, 불쾌하게 되도록 노력했다고 하지 못할 것입니다.

한 여성이 저에게 말한 적 있습니다. "내가 그럴 만한 이유도 없는데 이 사람이 나에게 해코지를 하고 내 험담을 하는 것이 나에게 무슨 중요한 의미가 있겠습니까? 이 사람이 가하는 해는 나를 해하기 전에 신을 해하고, 만약 신이 그를 용서해 주었다면 제가 그를 용서 못할 이유는 무엇입니까? 저는 제 스스로를 사랑하기보다 신을 더 사랑하기를 바랍니다." 이런 말은 환상에 젖어 있는 것처럼 들립니다. 하지만 이 안에는 진실도 들어있지 않겠습니까?

신이 우리 간호사들에게 하도록 준 이 일은 우리가 신이 우리를 통해 그 뜻을 행하도록 하기만 한다면 얼마나 큰 특혜인지요. 우리는 언제나 유용할 수 있고, 언제나 신은 "헌신 받기"보다 헌신하기 위해 이 땅에 내려왔다고 하는 진정한 신의 신봉자에게 "헌신할" 수 있기 때문에 그 어떤 여성(교사인 분들을 제외하고는)보다 더 큰 특혜를 받았다고 저는 생각합니다. 자기 스스로 여러분들 중 더 낫다고 생각하는 자는 남에게 헌신하라고 하는 신의 모습을 상상할 수 있지 않나요.

이는 우리가 다른 사람이 해야 하는 일도 해야 한다는 뜻은 아닙니다. 오히려 그 반대이지요. 모든 잘된 조직에서는 모든 사람이 자기가 해야 하는 일을 하여 다른 모든 사람들의 일을 돕되 방해하지 않아야 합니다.

하지만 여기서 배치되는 과정에서, 누군가는 자기는 이런 저런 것들에 관련되게 되어서 "불공평하게 대우받는다"고 말하기도 하고, 이런저런 것들과 연관되지 않게 되어 그렇다고 하기도 하고, 이런 직책을 받지 않아, 저런 직책을 받아, 아니면 자기 상관이 "나를 무시하고""나를 가지고 논다"고 하는 등등 말하기도 합니다. 이것들은 하느님과 화해를 하기 불가능하게 할 뿐만 아니라 하느님의 소명(왜냐하면 모든 일에서 하느님이 우리에게 소명을 주기 때문에)을 무의미하게 합니다. 이는 성령을 애도하는 행위입니다. 이는 우리의 모든 자유의지의 유대를 견딜 수 없는 것으로 만드는 최선의 방법입니다.

"교파"에서는 이를 대비하여 공포와 교회의 약속을 통한 맹목적이고, 무조건적인 복종을 강요합니다.

세속의 간호학교에서는 더 많은 자유가 주어지는데 이것은 더 많은 책임감과, 각자의 더 많은 자제, 더 높은 고결함, 인내력에서의 더한 냉정함을 요구하기 때문에 이로써 냉정함과 고결함에 필요성 자체가 각자에 있어서 더 많은 생각을 하도록 요구하고 (혹은 요구해야만 하고), 더 많은 신중함과 더 높으면 높았지 더 낮지 않은 순종을 요구하는 것이 보이지 않으시나요? 왜냐하면 우리가 원하는 것은 총명함에서 비롯된 복종이지 노예와 같이 생각 없는 복종이 아니기 때문입니다.

노예는 생각하지 않고 복종하여 봉사를 함에 있어 속이며 회피하거나, 무관심하게 보이는 일만 합니다. 자, 우리는 여기서 하느님이 생각 없음이나 무관심으로 만족하거나 흡족해 하실 것이라고 생각할 수는 없을 것입니다. 자유로운 인간은 예수 그리스도에 복종하고, 혹은 그보다 그에게 주어진 모든 규칙과 명령을 지능과 심장과 힘과 마음을 다하여 따릅니다.

"업무에 있어서 게으르지 않으며, 주를 섬김에 있어 그 영혼은 열렬하다.”

그리고 여러분들 중 수간호사나 병동 간호사인 분들은 병동 사감이자 간호사여야 하기 때문에 제가 무슨 말을 하는지 이해하실 것입니다. 이 분들(병동 사감)은 따르는 법을 배우지 않으면 어떻게 지시를 내리겠습니까? 만약 그들이 자기 스스로 신중히 규칙을 따르도록 강제할 수 없으면 어떻게 그가 자기 병동이 신중하게 규칙을 따르도록 강제할 수 있겠습니까?

III

그리고 병동 사감이 되는 분이나 이미 사감인 분들, 혹은 어떤 신탁임무나 권한의 책임을 지고 있는 분들에게, 만약 수녀님들과 수간호사님들이 그분들에게 질문하는 것을 허락해 주신다면 제가 제 스스로에게도 종종 묻는 이 질문을 묻고 싶습니다.

우리 주님이 “권위 있는 자”라고 한 것은 무슨 연유에서 입니까? 무엇이 그분이 말한 “권위”의 실마리입니까? 그것은 우리가 그분과 같이 가질 수 있는 것, “그분과 같이” 사시려고 하는 것입니까?

우리에게 권한, 즉, 우리가 몇 가지 책임을 행할 수 있도록 하거나 다른 사람을 "권위"로써 통제할 수 있도록 하는 가치들은 무엇입니까? 우리는 권위 있는 위치에 있는 사람이 종종 그 권한을 전혀 가지지 못한 경우들을 보기 때문에 책임이나 지위 그 자체는 아닐 것입니다. 그에 반해 우리는 가장 허름한 지위에 있는 사람이 그 주변에 위대한 영향이나 권위를 미치는 것을 가끔씩 보기도 합니다.

타인을 통제하는 것의 가장 첫 번째 요소는 당연히 자기 스스로에 대한 통제를 하는 것입니다. 내 스스로에 대한 책임을 질 수 없으면 다른 사람에 대한 책임도 질 수 없습니다. 그 다음 단계는 아마도 어떻게 "보이기" 위해 노력하는 것이 아니라 우리에게 보이는 그 모습이 되는 것입니다.

책임을 지는 사람은 들리기 보다 그 존재가 느껴지고, 느껴지는 것보다 덜 들려야 합니다. 그는 시끄러운 논쟁 없이, 겉보기만이 아닌 숨김 없고 충분한 신중함이 있는 지속적인 생활의 조용한 힘으로 책임을 완수해야 합니다. 그는 권위를 행사하는 모습을 보이지 않고도 권위를 행사하여야 합니다.

책임지는 위치에 있는 사람, 특히 여성은, 그보다 더 밑에 있는 자들을 그들의 가장 나쁜 부분이 아닌 가장 좋은 부분으로써 영향을 주기 위해서 그들에 비해서 더 조용하고 공정한 마음을 가져야 합니다.

우리(간호사들)는 그들에게 아량을 베풀어야 한다고, 또 가끔은 그들의 입장에 서봐야 한다고 생각합니다. 그리고 나는 간호사분들에게 관찰하는 것보다 말을 더 많이 하는 것 대신 말하는 것보다 더 많은 관찰을 해야 하지 않나 호소하려 합니다. 우리는 사안에서 양 쪽의 입장을 완전히 이해하지 않은 채로는 명령을 내리거나, 더욱이 책망을 해서는 안됩니다. 그렇지 않다면 우리는 잘못된 측을 꾸지람하게 되어 어리석어 보이게 될 것 입니다.

모든 사람을 책임지는 사람은 공평하고 솔직하며, 양쪽을 다 보고, 간청이나 호불호에 의해 움직이지 않고, 오로지 정의에 의해서만 움직여야 하도록 하며, 언제나 사리에 맞고, 자기가 책임을 지는 사람들의 필요를 잊지 않고 항상 기억하고 있어야 합니다.

그는 자신이 통제하는 사람들의 성질에 대하여 예리하지만 관대한 통찰력을 가지고 있어야 합니다. 그 사람들은 그가 자기를 확신하고 있어도 그가 자신들을 신경 써주고 있다는 사실을 알아야 합니다. 그게 아니라면 그가 그들을 신경 쓰고 있기 때문에 확인을 한다는 사실을 알아야 합니다. 이리하여 나무란 여성은 당신의 평생 친구가 되게 됩니다. 이런 식으로 책임 감독하는 간호사(저는 지금 간호사와 수간호사님들에게만 이 말을 하고 있습니다)가 말을 해준다면 수습 간호사에게 이것은 가끔 그의 인생에서 장래에 세상에서 할 간호와 영원을 관통하는 그의 미래 인생의 씨를 뿌려야 하는 이 시점이 얼마나 말할 수 없이 중요한지 보여 줍니다. 왜냐하면 미래는 식물을 훈련시키고 자라게 하기에 중요하지만 씨앗을 뿌리지 않으면 아무것도 자라지 않을 것이기 때문입니다.

아니, 저는 제가 앞서 한 말들과 똑같이 느낀 환자를 알지 않는지 간호사님들 자신의 경험에 묻고 싶습니다.

제가 있던 병원들 중 하나에서 저희들이 돌보던 환자 중 7살짜리 여자아이가 있었습니다. 그 아이의 모친은 좋은 사람이 아니었습니다. 그 아이는 무릎을 꿇고 자기만의 기도를 (사람들이 자기를 듣고 있다는 사실을 모른 채) 했습니다. 그 기도는 자기가 이미 나쁜 삶이라는 것을 아는 삶으로 되돌아가더라도 여기서 배운 좋은 말들은 (이 대(大) 런던에서는 병원에서 시간을 보내는 것만이 아이들 인생에 있어서 좋은 말을 듣는 기간인 경우가 왕왕 있습니다) 절대로 잊지 않겠다는 것이었습니다. 그리고 우리는 가끔, 예를 들자면 직공의 과부와 같이 아이들을 위해서 그리고 그 아이들을 모두 공직이나 직장까지 보내기 위해서 마지막까지 분투한 환자들이 있는데, 이들은 우리 병원에서 죽어가면서 죽기 전에 생각을 정리할 시간을 가지고, 그들의 표현을 따르면, "아주 편안하게" 죽을 수 있어 신에게 감사하는 경우가 가끔 있습니다.

하지만 만약 병실이, 환자의 상태가 치명적이든 아니든, 환자가 이렇게 생각을 정리할 수 있는 상태가 아니라면 그리고 아이들이 좋은 말을 들을 수 있는 곳이 아니라면 이런 일들은 벌어지지 않을 것입니다.

병동 관리는 친절과 연민으로만 가능합니다. 그리고 환자나 수습 간호사에게 어떻게 말과 행동을 하느냐 만으로도 많은 것들이 달라집니다. 또한 병동에 질서가 없으면 거기에는 "권위"가 있을 수 없습니다. 거기에는 소음과 말다툼이 있을 것입니다.

병원 간호사들이야말로 남자들을 책임 담당하는 유일한 여성들입니다. 그 자체만으로 진정한 권위를 형성하는 것으로도 이 특성이 얼마나 간호사들에게 필수적인지 보여주기에 충분하지 않습니까?

다른 사람들과 절대로 말다툼하지 말 것. 다른 사람의 마음을 괴롭힐 말을 절대로 하지 말 것. 내 자신 스스로 불편할 때는 절대로 다른 사람을 불편하게 하지 말 것. 이는 말다툼은 이런 사소한 일, 경솔한 말, 찌르는 농담, 거친 명령에서 시작되기 때문입니다. 이런 것들을 생각하지 않고서 어떻게 우리는 책임을 맡겠습니까?

우리는 누구 누구는 이런 것에 신경을 쓰기 때문에 약하다고 말하기도 합니다. 하지만 생각해보세요. 우리 스스로 모두 그와 비슷한 방식으로 약하지 않습니까?

저는 권위 있는 자리에 있어 보았고 그러한 유리한 입장을 사려 없이 이용하는 것은 비겁한 짓이라고 항상 기억하려고 노력해왔습니다. 남에게 신랄하게 구는 것이 남이 저에게 신랄하게 구는 것보다 나에게 나쁩니다. 어느 누구도 남을 짓밟고는 그들을 통치할 수 없습니다. "책임을 맡는" 일의 말하자면 전체 비밀에서, 그들을 이기는 것은 절반일 뿐입니다. 그들의 마음을 사로잡는다면 그들에게 당신이 원하는 일을 하도록 할 수 있습니다. 그리고 그 권위는 제일 보이지 않고 제일 자기주장을 하지 않지만 가장 완전한 것입니다.

한 병동이든 한 제국이든 그것의 세계는 많지 않은 적은 말들로 통치됩니다. 하지만 몇몇, 특히 여성들은, 대화 외에는 아무 것도 아닌 많은 말로 통치하기를 기대합니다.

다른 사람을 관리함에 있어서 성급하고 사려 깊지 않은 언행이나 생각나는 대로 말하는 것 만큼 방해가 되는 것은 없습니다. 우리의 단순함의 부족만큼 그들의 우리에 대한 존중을 방해하는 것은 없습니다. 자기만 생각하는 사람~자신이 어떻게 보이는지, 다른 사람에 자기가 어떤 영향을 미치는지, 다른 사람이 자기에 대해서 어떻게 생각하고 말하는지~은 어떤 목적을 위해서든 남의 책임을 지게 될 것이라고 희망하기 어렵습니다.

우리는 봤을 때 어떻게 보이는 사람이 되기 위해서 노력해야지, 그렇지 않으면 우리의 수하에 있는 사람들이 우리가 되어야 하는 사람으로 보이기만 한다는 사실을 찾아내게 될 것입니다.

만약 우리가 우리 수중에 있는 임무에 대해서만 생각한다면 우리는 다른 사람들도 그것을 생각하도록 만들 수 있으리라 바랄 수 있을 것입니다. 하지만 우리가 사소한 일들로 우물쭈물하고 어수선해 하면 그들에게 필수적인 일의 중요함을 강조할 수 있으리라 바랄 수 있겠습니까?

요즘에는 사람에 대한 이야기들이 너무 낳습니나. 모두가 모두를 비평하지요. 모든 사람들이 누군가에 반대하거나 자기가 좋아하는 일을 하거나, 자기를 기쁘게 하거나, 승진하는 사람 모두에 찬성해서 기류를 타기 쉬워진 것으로 보입니다.

만약 누군가 이런 집중을 방해하는 요소에 항복하여 그 안에 침착함의 뿌리가 없다면 그는 어떤 병원이나 요양소에서도 이를 찾을 수 없을 것입니다.

"이 모든 것들이 유래가 오래되었다"라고 당신은 말할 것입니다. 맞습니다. 이는 그리스도교 만큼 오래되었습니다. 그렇다면 지금이야말로 우리가 이를 생활화할 시점 아니겠습니까? "오늘 너희들이 나의 목소리를 듣는다면,"라고 하느님 아버지가 말씀하셨지요. 그에 성자는 "오늘 너희들은 나와 함께 천국에 있을 것이니라"라고 하였고요. 신은 이 말을 죽어가는 사람에게만 한 것이 아닙니다. 왜냐하면 천국은 여기서 시작할 수 있고, "천국의 나라는 이미 안에 있다"고 하셨기 때문입니다.

여기에 있는 여러분 중 대부분은 몇 년 안에 다른 사람들을 책임지며 의무 있는 직책을 수행하게 될 것입니다. 모두가 활동적인 삶의 문턱에 있습니다. 그렇다면 우리가 책임을 지는 위치에 있게 되거나 종속되는 위치에 있거나 그 둘 다에 있게 되거나, 결국에는 우리의 인격들이 시험에 오르게 될 것 입니다. 우리가 부족하다고 여겨지게 될까요? 우리 자신을 통제할 수 없어 다른 사람도 역시 통제할 수 없다고? 몇 가지 좋은 특성으로는 가능할 지도 모릅니다. 하지만 이기심, 자만심, 목적 없음, 조심성 없음, 부주의함, 가벼움, 허영심, 성마름, 방종한 버릇, 혹은 삶의 고난과 삶의 일에 대하여 불공평한 객관성의 부족 때문에, 그리고 우리가 스스로 선택하고 다른 무슨 직종보다 성실한 목적을 요구하는 간호가 맞지 않는데도 이 모든 것들을 뒤엎을 정도가 될까요? 지금부터 30년 후에 우리 모두가 여기 다시 서서 진지하게 스스로 왜 누구는 성공했고 누구는 실패했는지, 왜 그가 담당한 사람들의 인생은 축복이었고 다른 누군가가 맡은 사람은 그렇지 못하고 그 자신의 만족만을 위해서 살았으며 세상에 좋은 일은 아무것도 하지 않았는지 판단을 내린다고 생각해 봅시다. 우리는 이를 지금 미리 볼 수만 있다면 무엇을 하겠습니까?

하지만 이러한 실패와 성공의 이유들은 우리가 이미 예측할 수 있습니다. 왜냐하면 이러저러한 사람은 약하거나 허영심에 차거나 차있지 않았기 때문입니다. 왜냐하면 그는 존경받거나 받지 못하도록 하였기 때문입니다. 왜냐하면 그는 착실함이 없었기 때문이거나 그와 반대로 그는 견고하고 확고한 목적이 있었기 때문입니다. 왜냐하면 그는 이기적이었거나 이타적이었거나, 미움 받거나 사랑 받았기 때문입니다. 왜냐하면 그는 그의 수하를 잘 단결시킬 수 있거나 없거나, 그의 환자를 잘 관리할 수 있었거나 없었거나, 혹은 병동 업무에 있어서 믿음직했거나 하지 않았기 때문입니다. 이 간호 학교를 지난 11년간 거쳐가면서 성공하거나 실패한 원인들은 저나 혹은 여러분 자신 스스로 생각해 낼 수 있을 것입니다.

다른 사람이 우리를 보듯이 우리 자신을 볼 수는 없을까요?

"세상은 엄한 교사"이기 때문에, 우리를 이유도 주지 않고 어떤 훈련 학교에서 주는 것보다 더 심하게, 우리가 더 이상 결함을 고칠 수 없는 시점에 우리를 벌합니다.

좋은 직책이 우리에게 주어질 수 있습니다. 하지만 우리가 그 자리를 충분한 자격으로 채우는 것 만큼 그 자리를 유지할 수 있을까요? 아니면 우리는 어떤 책임이라도 수행하나 수익을 내지 못하는 하인에 불과할까요?
여전히 우리 중 많은 분들이 마지막까지 자기애 때문에 진실에 눈이 멀어 있습니다. 그리고 우리는 사고나 불운을 약함이나 자기자신의 문제에 의한 결과로 봅니다.

하지만 "신이 우리를 보듯이 우리가 우리 스스로를 볼 수 없는가?"는 여전히 더 중요한 질문입니다. 왜냐하면 우리는 우리 자신의 판단을 수정해 줄 수 있는 상관과 동료의 판단을 중시하면서도 그들의 판단을 수정할 수 있도록 더 높은 기준을 잡아야 합니다. 우리는 그들을 모두 믿을 수 없고 나아가서는 우리 자신은 더더욱 믿을 수 없습니다. 그리고 우리는 당연히 압니다. 인생의 가지는 단지 실패와 성공으로 정해지지 않는다는 것을. 우리는 우리의 목적을 확인하고 싶고, 우리가 어떻게 우리에게 주어진 그 책임을 수행하는가 신이 보시는 것처럼 보고 싶은 것입니다. "신이 보고 계신다."

그리하여 우리는 앞서 한 질문으로 되돌아 갑니다. 우리는 그리스도교인이라고 스스로 부르면서 우리가 짊어지고 있는 그 이름에 얼마나 가까이 갈 수 있겠습니까? 얼마나 신의 자애로움과 선량함, 그의 모든 이들에 대한 "권위"에 가까워 질 수 있겠습니까?[2]

그리고 무엇보다 여성으로서 다른 여성들 사이에서 얻을 수 있는 가장 높은 "권위"는 비록 우리는 "멀찍이서" 따라가는 것이 불과하지만 예수 그리스도와 같은 정신, 그리고 같은

---

2 약 300년 전에 한 사지 멀쩡하고 배운 남성에 대한 아주 도발적인 이야기가 있습니다. 그는 설교와 자선사업을 위한 단체에 가입을 하려고 했지요. 당신은 그리스도교인입니까?라는 질문 때문에 그의 "수습회원의 지도자"에 의해 몇 달 동안이나 붙들려 있었습니다. 그는 이를 친절하고도 따뜻하게 받아들였습니다. 그는 이 작고 짧은 질문에 자신의 영혼과 마음을 모두 불어 넣어 그를 위한 진행과정과 그가 나중에 다른 사람들에게 얼마나 유용할 것인가를 시험하는 과정에서까지 전승으로 해결했습니다. 나는 그리스도교인입니까? 이것은 분명히 우리 간호사 각자에게 첫 번째이자 가장 중요한 질문입니다. 우리 모두 각자 자신에게 매일 물어봅시다.

철저함으로 여기서 신의 작업을 하는 것을 통해야 합니다.

IV

마지막으로 아픈 몸을 나아지게 간호하는 것은 자선행위입니다. 아픈 마음, 피곤한 고통 받는 사람들을 잘, 그리고 끈기 있게 간호하는 것은 더욱 굉장한 자선행위입니다. 하지만 이보다 더 좋은 자선행위가 있습니다. 바로 우리에게 잘 해주지 않는 사람에게 잘 해주고, 우리에게 나쁜 행위를 하는 사람에게 예의 바르게 행동하는 것, 그리고 우리의 봉사를 기분 좋게 받지도 않는 사람에게 사랑으로 봉사하고, 우리에게 잘못한 행동, 혹은 잘못했다고 생각하는 행동, 혹은 이보다 더 큰 위해가 조금이라도 있다면 이를 용서하는 것입니다.

우리는 "박해 받는" 것이 아니기 때문에 만약 우리가 우리를 "박해하는" 자들에게 "잘 해줄" 수 없다면, 누구도 우리를 십자가에 못박지 않기 때문에 "하느님 아버지, 저들을 용서하소서. 저들을 자신이 무엇을 하는지 알지 못합니다"라고 기도하지 못한다면, 우리는 어찌 우리에게 앙심을 품고 이용하는 자를 인내와 사랑으로 봉사하기 위해서, 감사할 줄 모르는 언짢은 환자들을 마음을 다해 간호하기 위해서 얼마나 더 노력해야 하겠습니까!

우리 간호사들은 이러하기 때문에 "여성들 중에 축복받았다"고 할 수 있습니다. 왜냐하면 우리는 언제나 이런 세가지 자선행위들을 할 수 있고, 신이 우리에게 내리신 일을 수행할 수 있기 때문입니다.

제가 이것을 쓰고 있는 동안에 ≪톰 아저씨의 오두막≫을 쓴 비처 스토우 부인이 저에게 보낸 편지가 도착했습니다. 그 분은 방금 읽은 우리의 아그네스 존스[3] ("우나")의 기개에 너무나도 반한 나머지 우리에게 더 많은 우나들이 있다고 생각하셔서 우리들의 작업의 진행 정도에 대해서 여쭤보셨습니다. 미국에서도 "그와 비슷한 운동", "우나들의 운동"을 "결성"하시기를 원한다고 하시네요. 이 얼마나 대단한 일입니까! 우리 모두 우나가 되기 위해 노력해볼까요?

제가 마무리를 짓고 싶은 말로 그 분이 마무리 지은 말을 따라 저도 써보겠습니다. "당신의, 모든 이름의 위에 계신 소중한 이름으로".

플로렌스 나이팅게일.

---

3 역자 주 : Agnes Jones (1832 - 1868). 리버풀 구빈원 의료원에서 최초로 전문 훈련을 받은 간호사 관리 감독자로 일했다. 일하던 중 35세에 발진 티푸스에 감염되어 사망했다.

1873년 5월 23일.

제 소중한 친구들이여, 한 해가 어느덧 지나갔습니다. 작년 여기에 있던 사람들 중 대부분이 각각 여러 갈래로, 여러 자리로 떠났습니다. 몇몇은 성 토마스 병원으로, 몇은 에든버러로, 또 몇은 하이게이트로. 감사하게도 거의 전부 건강하고, 바라건대 행복합니다. 몇몇은 완전히 사라졌지요.

올 한해 우리 모두 한 걸음 더 나아가는 해가 되었으면 합니다. 당연히 그래야 하지만, "하늘에 계신 우리 아버지와 같은 완벽함과 같은 완벽함"에 더욱 가까워지는 한 해였기를 바랍니다 .

우리들을 위해서 밤낮으로 노고하시는 양호교사님이 우리 모두 바라건대 더 "완벽"해지기 위하여, 몇 가지 변화를 주셨습니다.

이 변화들은 ~여러분들 입으로 개선이라고 말할 수 있는 ~ 다음과 같습니다. 저희 새 의료 강사가 열정적으로 우리를 도맡아서 (1) 내과와 외과 간호 (2) 해부학의 요소에 관한 소중한 지식을 주겠습니다. 이것으로 득을 보자고 말할 필요도 없겠지요.

그 다음으로, 덜 지친 신체에 시간과 여가를 주기 위해서 특별 수습 간호사들은 일주일에 2일의 오후시간은 근무 대신 우리 유능한 의료 강사들이 준비한 자료들을 읽는 과정을 가지겠습니다. 그리고 수습 간호사들은 일주일에 오전 하루와 오후 하룻동안 우리 친절하신 시설 간호사님이 수업을 보조하시며 여러분들을 발전시킬 시간을 갖겠습니다. 다시 말하지만, 여기서 최대한 기회를 활용하는 것이 중요하다는 말은 드릴 필요가 없겠지요. 세계가 움직이는 동안 자신을 틀린 위치에 남겨두지 마세요. 이제 법으로 5세에서 13세 사이의 어린이는 학교에 있을 것이 정해졌으니 이들이 자랐을 때 읽고 쓰는 법도 모르고, 철자도 모르고, 숫자 계산을 잘 그리고 정확하게 할 줄 모르고, 이것을 똑똑하고 쉬엄쉬엄 읽을 줄도 모르고, 환자의 체온을 받아 적는 등도 할 줄 모르는 간호사는 형편없는 일이 될 것입니다. 저번 주만 해도 우리 양호 ㅍㅏ사님들 중 한 분이 밀하기를 자기가 네티꼬 있는 간호사 중 참 훌륭한 사람이 있는데 충분히 읽거나 쓸 줄을 몰라 좋은 자리로 보내지 못한 경우가 있다고 하셨습니다.

그리고 또 말씀 드리자면, 다른 훈련학교들이 부상하고 있는 바, 여러분들은 시기심이 아닌 관대한 경쟁심으로 성 토마스 간호 학교가 그 자리를 지킬 수 있도록 열심히 노력해야 합니다.

우리는 우리 자신에 대해서 좋게 생각하는 것 이라기보다는 (누구도 이를 의식적으로 하지는 않습니다.) 스스로 고립시키고 당파심에 빠지는 위험에 처하지 않도록 조심해야 합니다. 언제나 다른 사람에게 좋은 일을 할 수 있다면 우리는 다른 사람을 우리의 인격의 영향으로 그들을 끌어 당겨야지 우리가 하는 일로 끌어당겨서는 안 된다는 것을 기억해야 합니다. 특히 종교적 직업으로는 그래서는 안됩니다.

아무튼 이것은 우리와 우리의 환자와의 관계에서도 특히 적용됩니다. 특히 목사나 사제마냥 자기 환자에게 종교적 영향력을 가해서는 안됩니다. 우리는 사제가 아닙니다. 그 자신으로써, 그리고 그 자신이 자연스럽게 나오는 것으로써 그의 환자들에게 도덕적 혹은 종교적인 영향을 주어야 합니다. 어떤 정해진 문구도 소용이 없습니다. 그리고 환자들은 간호사가 자기들에게 말하는 것과 같은 사람으로서 일관되게 같은 사람인지 금방 알아챕니다. 그리고 만약 그가 그렇지 아니하 다면 이는 아무 소용이 없습니다. 만약에 그가 그렇다면, 음 주로 그 자리에 오게 된 가장 난폭한 환자나 아직 순수한 어 린이나, 불안하고 일에 지친 어머니나 남편들이 그가 무의식 적으로 하는 단순하기 짝이 없는 달램이나, 위로, 심지어는 꾸지람에서도 ~특히나 조용한 밤에는~ 도움을 받을 까요! 하지만 만약 그가 이렇게 하기 위해서는 그 마음 안에 거룩한 고요와 높은 사명감을 지니고 있어야 합니다. 그리스도도 가 끔은 황야나 야산에서 혼자 있었습니다. 그도 이런 시간이 필 요했다면 우리는 얼마나 이것이 더 필요하겠습니까?

계속해서 바빠지는 일상에서 우리는 각자의 방에서 (여기 시설에서는 여러분에게 특별히 각방이 주어지지요) 고요하 게 보내는 것, 그리고 신에게 바치는 고요한 생각의 몇 분간 이 얼마나 소중한지요! 우리가 "너무 빠르게" 살아간다면 잠 시 숨 쉴 시간이나 하루에 한두 번은 우리가 지금 어디로 가 고 있는지 생각할 시간이 필요하지 않나요? 특히 지금 우리 가 앞날의 삶을 위한 토대를 만들어가고 있는 이 시점은 현실 적으로 무엇보다 가장 중요한 시기입니다.

그리고 저는 우리 환사들이 우리를한테서 뭔가를 배워야 한다고 생각하지는 않습니다. 오히려 그 반대로 우리는 많은 경우 그들에게서 인내와 진정한 종교적 감정과 희망을 배울 수 있습니다. 우리 간호사들 중 한 분은 저에게 누구보다 자기 환자들에게서 더 많은 것을 배운다고 말한 적이 있습니다. 저 또한 그렇다고 말할 수 있을 것 같습니다. 우리 중 가장 영리하고 가장 거만한 사람보다 가장 가난하고, 가장 더럽고, 가장 허름한 환자가 먼저 천국에 들어갈 수도 있다는 것입니다. 왜냐하면 다른 세계에서는, 이 세계의 많은 상태가 변해야 하기 때문입니다. 우리는 이것에 대해서 생각해보고 있나요?

우리 중 거의 대부분이 어렸을 때부터 기도하라고 가르침을 받았습니다. 우리의 활동시기의 문턱에서 이것이 가장 필요할 때 이를 내버리는 것이 슬프고 이상하지 않나요? 종교의 깊이 없이 인생, 특히 병원에서의 인생은 야트막한 것입니다. 왜냐하면 우리가 느낄 수 있도록 해주는 가장 좋은 것들이 올바르게 사용되지 않으면 우리를 가장 무관심하게 만드는 것이 되는 것은 단순히 경험의 문제가 될 뿐이기 때문입니다.

그리고 제 경험에 빌어서 한 마디 해도 될까요? 어떤 훈련도 (1) 느끼는 법이나 (2) 스스로 생각하는 법을 배우지 않으면 아무 소용 없습니다. 그리고 우리에게 진정한 종교적 감정이나 목적이 없으면 병원에서의 삶. ~이런 것들이 가장 많이 들어있는 곳. ~은 단순히 반복되는 일상과 부산함에 지나지 않고, 이 일상과 부산함은 사람을 무감각해지게 만듭니다.

과거 수습 간호사 중 하나가 말한 적이 있습니다. "우리에게 일이 첫 번째가 되어야 하겠지만 그 안에는 하느님이 들어있어야 합니다." 그리고 덧붙이기를 "그리고 이 일에는 신이 없습니다"라고 하였습니다. 부디 이가 사실이 아니길 바랍니다. 그에게도 이가 사실이 아니었다고 생각합니다. 우리 모두 그렇게 되지 않도록 노력합시다.

자신의 퇴보를 막기 위한 취해야 하는 세가지가 있습니다. 그리고 우리 모두 각자 다른 사람이 아닌 자기 자신에게 자신이 처음 시작했을 때 비해서 이것들이 얼마나 더 그리고 덜 있는지 확인하도록 합시다.

첫 번째는 진정하고도 깊은 종교적 감정과 우리 환자들 하나하나에 대한 강하고 개인적이며 자애로운 관심입니다. 이러한 자애로운 관심은 21살의 여성에서도 볼 수 있습니다. 우리는 그것보다 더 많은 나이도 아닌 간호사들에게서 이른 본적이 있습니다. 그에 반해 마흔인 너싱들에게서는 볼 수 없는 경우도 있습니다.

두 번째는 환자 사례에 대하여 이것이 어떻게 진행되는지에 관한 강한 실용적 (지적이라고도 할 수 있겠죠) 관심입니다. 이것이 진정한 간호사를 만드는 것입니다. 우리가 얼마나 간호가 흥미로운 일인지 알지 못한다면 환자들은 가구들이나 다름없고 우리는 가정부나 다름없습니다. 이것이 바로 여러분들이 보는 첫 번째 환자사례에서 관찰을 시작하도록 권고하는 이유입니다.

세 번째는 좋은 말이지만 단지 병동을 잘 관리하는 법을 배우라는 뜻의 행정관리의 즐거움입니다. 병동을 신선하고 깨끗하고, 정돈되게 유지하는 것, 질서정연하게 유지하는 것, 시간을 잘 맞추는 것, 외과나 내과 의사에게 자신이 맡은 환자의 사례를 절대적인 정확도로 보고 하는 것, 그리고 간호사에게 이것을 가장 먼저 전달하는 것. 이 모든 것이 병동관리라는 한 단어에 포함되어 있습니다. 마실 것 목록, 식단 목록, 목욕 목록을 관리하는 것은 간호사의 일입니다. 그리고 간호사의 일을 구성하는 이보다 더 중요한 일을 하는 것 역시 마찬가지 입니다.

하지만 이 모든 것들을 일일이 나열하려면 책 한 권은 나올 것입니다. 제가 말했던 첫 번째 항목으로 돌아가보겠습니다. 깊은 종교적 목적이 없으면 가장 고무적인, 혹은 고무적이어야 하는 병원에서의 삶이 얼마나 얕아지는지! 왜냐하면 해가 지날 수록 우리는 다른 사람들을 훈련시켜야 하기 때문입니다. 그리고 그러면서 종교의 샘이 말라가는 것을 발견합니다. 우리가 간호사일 동안 우리는 항상 환자가 있을 것입니다. 그리고 우리에게는 그들에게 줄 어떤 종교적 선물이나 영향도 없는 것을, 혹은 살아갈 사람이나 죽을 사람, 아니 살 시간이 얼마 남지 않았고 영원한 아버지와 구세주를 향해 가리켜 줄 자는 우리밖에 남지 않은 사람에게도 안부를 물을 말이 없어집니다. "간호사 선생님, 오, 왜 이렇게 어둡죠?"라고 울며 죽어가는 불쌍한 어린 아이에게도 말입니다. 그런 후 우리는 우리 자신에 대해서는 그렇게 느끼지 못하면서 그들에 대한 고통을 느낍니다. 우리는 원할 수도 있습니다. 우리의 환자들과 수습 간호사들이 가장 신성한 하느님에 대한 "두려움"에 대한 자제가 있어 유혹을 벗어날 수 있었다고. 우리는 우리 자신의 수습 간호사들이 너무나도 세속적이고 외면적으로 보여서 후회할 수도 있습니다. 그리고 우리는 그들의 인격에서의 부족함은 우리 자신에게서 시작되었다는 것을 너무 늦게 깨달을 수도 있습니다.

왜냐하면 모든 좋은 여성들에게 인생은 기도이기 때문입니다. 그리고 비록 우리가 긱자의 빙, 빙실과 교회에서 기노를 올리지만 그 목적은 수단으로 망쳐지지 않아야 합니다. 우리는 우리 자신을 더 엄격히 감시하여야 합니다. 우리는 간호의 의무와 삶에 있어서 더 높은 기준이 더 필요합니다. 우리는 스스로의 약점과 좁음을 그리고 간호사이자 그리스도교인으로서 실수를 할 수 있는 가능성 더 인지하여 우리 자신에게 겸손과 겸허를 가르쳐야 합니다. 단순한 세속의 성공은 더 고결하고 높은 마음에 비하면 아무것도 아닙니다. 여러분은 아그네스 존스나 지금 우리 사이에 살아가는 그와 같은 사람이 세속적 성공에 신경을 썼을 것이라 생각합니까? 그들은 효율성과 철저함에만 관심이 있었습니다. 하지만 이것은 또 다른 주제이지요.

우리는 우리 자신의 성질을 차분히 검토할 때 이것들의 많은 부분을 나무라야 합니다. 우리는 훈련할 수 있는 기회를 놓친 것을 애통해하고 좋은 사람이 되도록, 더 좋은 간호사가 되도록 원해야 합니다. 이것은 우리들이 모두 느껴야 합니다. 그전에는 아닌 그런 후에야 환자들 사이에서의 삶과 일이 기도가 됩니다.

이는 기도는 신과의 교감이자 협력이기 때문입니다. 그의 불쌍하고 죄 많은 자들 사이에서의 삶에 관한 표현입니다. 하지만 우리는 신과 대화를 할 때, 우리가 그분을 부르고 교감을 하고, 그의 여전히 작은 목소리를 듣는 힘은 그와 하나이자 같은 몸이 되기를 원하는 우리의 의지에 달려있습니다. 그분은 주 그리스도에게 그러했듯이 우리의 신이신가요? 그리스도에게 그는 모든 것이었고 우리에게 그분은 가끔은 아무 것도 아닌 것처럼 보입니다. 우리는 병동에서의 바쁘고 불안한 하루를 보내고 난 후 잠자리에 들 때 이런 감정일 수 있을까요? "주님, 당신의 손에 저의 영혼을 맡깁니다"라는 말과 함께 이러저러한 불안한 환자 사례들. 그리고 어둠 속에서 "하느님 당신이 저를 보고 계신다"는 것과 함께 그분이 그들도 보고 있다는 사실을 기억하면서? 우리는 아침에 또 다시 하느님의 병자들을 위한 그 분의 봉사를 하기 위해 새로운 하루를 받았다는 사실에 즐거워하며 일어날 수 있을까요?

해와 함께 일어나라, 나의 영혼이여,
너의 임무를 위한 매일의 무대가 열린다.

우리는 하루 동안 생각, 마음, 성정의 느림이나 부산함 같은 특정한 잘못을, 혹은 정확도나 체계성의 부족, 혹은 혹독한 판단, 혹은 우리 상부로 또는 같이 배치된 사람에 대한 충성심의 부족, 혹은 신랄한 말, 혹은 고자질을 하거나 소문을 퍼뜨리는 ~오, 이 얼마나 흔하고 솔로몬 만큼이나 오래된 흠집인가요. ~행위를 고칠 생각이 한 번이라도 드나요? "말을 반복하는 자는 친구와 멀어진다"고 하지요. 그렇다면 사람들은 우리가 듣는 이야기를 잘못 전하고 부적절하게 반복하는 고자질쟁이임을 알지 못한다면 어떻게 우리를 신뢰할 수 있겠습니까? 우리의 성공을 생각하지 않거나 우리 자신을 위해서가 아니라 병자를 더 잘 돌봐 우리 주님에게 봉사하기 위해서 이것이나 다른 잘못을 고쳐볼까요? 아니면 우리는 우리 자신은 약하지만 "약함에서 완벽해지는" 우리 자신보다 더 강한 힘이 있음을 인식하고 가벼운 행동이나 방종, 악한 성정("세속적", "육체적", "악마적"), 그리고 우리를 괴롭히는 유혹들과 평생 싸우고 싶은 것인가요? 우리는 신을 병실에서 죽어가는 환자들의 영혼을 그의 손에 맡겨야 하는, 우리 역시 앞으로 세상을 떠나면 그 손에 맡겨야 하고 우리의 현세에서의 생애 매일 아침과 밤 온전히 우리 자신을 맡겨야 하는, 완벽해진 영혼과 함께 하시는, 현세에서의 영혼이 진정으로 살며, 살아야 하는, 죽어가는 때에도, 살아있는 때 만큼 환자와 우리자신에게 신뢰와 희망이 되셔야 하는 영원한 존재라고 생각하시나요? 우리는 언제나 죽음에 대해서 생각하지는 않습니다. 왜냐하면 "우리는 죽기 전에 살아야" 하기 때문이고 삶은 아마도 죽음만큼 어렵기 때문이지요. 그러나 우리가 모두의 눈과 기억에서 사라진 후의 시간에 대한 생각은 우리가 살아가는데 도움을 주기도 합니다. 성정과 질투, 편견, 신랄함, 이해관계에 의한 무게를 떨쳐내는데 도움이 됩니다. 우리에게 이 바쁘고 부산한 병원의 세계에서 벗어나 진정으로 이

"요양소"도 일부일 수 있고 이 병원은 확실히, 그리고 특별히 일부인 하느님의 나라에 다가가도록 해 줍니다.

이것이 기도의 정신이고, 이는 우리가 간호를 하면서 조용히 그분을 생각하게 하고, 그분에게 회부하도록 하는 신과의 대화 혹은 교감의 정신입니다. 우리가 양심의 소리를 들을 때는 그의 목소리가 우리에게 말씀 하시는 것입니다. 그분이 우리가 하고, 말하고 생각하는 모든 것을 알고 계시며 우리 안의 모든 좋은 것의 원천이 된다는 것을 인식하면 그분이 우리에게 말씀하시는 것입니다. 그리고 우리가 우리 안의 악한 성정과 싸우는 것을 스스로 느끼면 신은 "우리의 나쁜 자신에 대항하는 나은 자신"을 위하여 우리와 함께 시기와 질투, 이기심과 방종, 가벼움, 경솔함, 그리고 허영심과 싸우시는 것입니다.

그리하여 이 학교에서 시작한 우정은 평생을 가며 우리에게 도움과 힘이 될 수 있습니다. 친구를 얻을 기회를 가지는 것이 이곳의 용도 중 하나이지 않습니까? 그리고 그리스도교의 우정에서 우리가 친구로서 서로 결속하는 것은 우리가 함께 예수와 하느님과 결속하는 것 아니겠습니까? 예수님은 그의 제자들을 친구라 불렀습니다. 그 이유는 "그분이 그들에게 그의 하느님 아버지에게서 들은 것들을 다 말해 주었기 때문이다"라고 하면서요. 이는 여자들이 친구들에게 자기 마음속의 이야기를 모두 다 털어놓는 것과 같습니다.

하지만 우리 모두가 알다시피 우정에서, 특히 여자들끼리의 우정에서는, 즐거움과 슬픔만큼 위험과 실망이 있습니다. 한 사람은 자기보다 누가 학교나 간호에서 더 우월한 교육을 받았는지 알고 싶은 명예로운 욕구가 있을 수 있습니다. 혹은 그는 편하기 때문에, 그리고 자기보다 더 우월한 사람에 대해 거만하거나 부끄러워서 자기 보다 더 낮은 집단에 속하려고 할 수도 있습니다. 우리는 우리 동료 여성들을 평가하고 싶지는 않지만(왜냐하면 누가 서로를 다르게 만들었습니까?), 우리는 인생에 있어서 최대의 이해관계를 온전히 운에 맡길 수는 없습니다.

진정한 우정은 단순하고, 여성답고, 거리낌 없습니다. 약하거나, 우스꽝스럽거나, 맹목적이거나, 시끄럽거나 떠들썩하거나, 사치스럽지 않고, 시기나 이기심이 있지 않고, 여성의 천성이 정직하게 줄 수 있는 것 이상을 요구하지도 않습니다. 이는 여성들끼리는 우정 말고도 그 사이를 묶는 다른 것들이 있기 때문입니다. 또한 다른 사람의 비밀에 거슬리게 참견하지도 않고, 그의 상황에 호기심을 가지지도 않습니다. 친구의 존재를 기뻐하면서도 그의 부재를 잊지 않습니다.

두 수습 간호사나 간호사들끼리 어울리는 것은 그들이 서로에게서 지식과 좋은 점을 배우면, 또 서로에게서 인격을 형성하면, 간호하는 삶에서의 책임을 수행하고 어려움을 겪을 때 서로 버팀이 되어주며, 매일의 일에서 그들의 우정이 신에 대한 공동의 봉사가 된다면 이것은 두 배만이 아니라 네 배까지도 힘이 될 수 있습니다. 그들은 가끔 성취해낸 훈련의 일부에 대해서 함께 기뻐할 수도 있고 무엇을 더 해야 하는지 서로 조언을 구할 수도 있습니다. 그들은 서로 표준에 달할 수 있기를 원하기에 그들의 훈련 시간이 헛되지 않도록 나태나 기행으로 보내지 않을 것입니다.

하지만 우리의 몇몇 어린 친구들은 오랫동안 지속되기에는 너무 난폭합니다. 그들 안에는 약하고 감상적인 부분이 있습니다. 감정은 지나가고, 우리는 그것을 부끄러워 합니다. 혹은 어떤 중대한 시기에 한 친구가 곁을 지켜주지 않아 더 이상 "올드 랭 사인"[1]의 이야기를 하는 것은 의미가 없어지게 됩니다. 단지 기억하세요. 우리는 그 "사라진" 친구(아마도 상상의 이유로 우리에게서 멀어진)에게 우리는 아직 져야 할 의무가 있습니다. 그것은 우리는 그들의 욕을 하거나 그들에 대해서 알고 있는 지식을 이용해서는 안 된다는 것입니다. 왜냐

1 역자 주 : 한 해를 보내는 시기에 주로 부르는 노래로, 1788년 시인 로버트 번즈가 쓴 시를 가사로 붙인 스코틀랜드의 포크송이다. (출처: Scotland.org "The History and Words of Auld Lang Syne")

하면 우정의 기억은 죽은 친구의 기억과 같은 것이기 때문에 가볍게 말해서는 안 됩니다.

그리고 "그리스도교인 혹은 이상적인 우정"이란 것이 있습니다. 다른 사람들은 환자에 대한 봉사라고 생각하지만 그 사람은 신에 대한 봉사라고 생각합니다. 다른 사람은 부상 입은 동포에 대한 동정에서 비롯하여 하는 것이지만 그 사람은 예수에 대한 사랑에서 비롯하여 하는 것일 수 있습니다. 신이 그를 그렇게 만들었다고 느껴, 그는 병원에서 신과 함께 동료로서 일하면서 자신의 일을 해나가기를 추구할 것입니다. 예수가 자신을 위해 죽었음을 기억하고 그 역시 환자를 위해 목숨을 바칠 준비를 했을 것입니다.

"그들은 하느님의 집에서 친구로서 같이 걸었다"~는 말은 그들은 하느님의 병자들에게 좋은 일을 하여 하느님에게 봉사를 하였다는 뜻입니다. 왜냐하면 "하느님의 집"이라고 불려야 하는 곳이 있다면 그것은 병원이어야 할 것이기 때문입니다. 그리고 옛날에는 병원을 하느님의 "집" 혹은 "여관"이라고 불렀습니다. 프랑스 파리의 주요한 간호 수녀회의 모원이 있는 가장 크고 오래된 중앙 병원은 지금까지도 오텔 디외 (Hotel Dieu), 즉 "신의 집"이라고 불립니다.

우리 중의 누군가는 성 바울처럼 우리 동료 수습 간호사들의 정신적 복지에 ~혹은 이런 표현이 더 마음에 든다면, 그들의 인격의 발전에~ 자연스러운 관심을 가지는 것이 가능한 사람도 있을 것입니다. 그리하여 그들이 하느님이 이 병원과 "요양소"에 의도하신 바와 같은 사람에 더 가까워 지도록 하는 것입니다. 이는 "그리스도교의 우정은 단지 동등한 자들끼리의 우정만이 아니라 동등하지 않은 자들끼리의 우정", 즉 약한 자와 되돌아 갈 수 없는 자와의 사랑이자, 마치 하느님의 감사하지 않는 자와 악한 자에 대한 사랑과 같기 때문입니다. 이것은 하느님의 한둘에 대한 사랑이 아니라 많은 이들에 대한 사랑입니다. 이것은 다른 규칙에 의해 진행됩니다. "너의 적을 사랑하라". 이것은 "쉽게 기분 상하지 않고, 모든 것을 짊어지며, 모든 것을 믿고, 모든 것을 희망하고, 모든 것을 이겨내는" 자선행위에 기반하고 있습니다. 이런 우정은 우리 고유의 인격이나 평범한 사리분별로는 쉽게 조화시키기 어려울 것입니다. 그럼에도 이것은 "복음에 있는 그리스도교의 이상"입니다. 그리고 여기저기에서 이러한 이상의 실천을 수행하기 위한 영감을 받는 사람을 찾을 수 있을 것입니다.

"고립되어서 사는 것은 약하고 불행한 것이다. 심지어 나태하고 이기적일 수도 있다." 다른 여성들에게 마음을 열지 않는 너싱은 무언가 바르시 않은 것이 있습니다.

이는 아마도 여러분이 이미 알고 있는 것을 말하는 것이고, 이미 하고 있는 것을 시키는 것일 수도 있겠습니다. 자, 그렇다면 이 문제를 다른 방식으로 얘기해 볼까요? 여기저기 들이대지 말고 미래에 되돌이켜 봤을 때 즐거울 수 있는 그런 우정을 만드세요.

시험으로 얻은 너의 친구들,
강철의 고리로 그들을 너의 영혼에 붙들어라.
그러나 새로이 까고 나온 미숙한 동무와의
여흥으로 너의 손바닥을 흐리지 마라.

그리고 친구들이 줄 수 있는 것 이상을 바라거나 동정을 요구하며 그들을 피곤하게 하지 마세요. 그리고 우스꽝스러움이나 감상주의로 우정의 여성다움을 손상시키지 않도록 하세요. 그리고 다정하고 상냥한 호의가 상스러움이나 소음으로 변질되지 않도록 하세요.

그리고 옛말에서처럼, 우정은 아마도 성 바울이 잘못을 한 자들을 "그들의 표상에서의 잘못을 아폴로로 옮기고 다시 그 자신에게 옮기는" 방식으로 질책한 점에서 가장 잘 나타났을 것이라고 생각합니다. "누구도 사랑에서의 진실을 그처럼 말할 수 있는 자가 없었다."

로마서 12장에서 이렇게 말하고 있습니다. "어떤 예의에 관한 규칙이 이 장 보다 나은가?" "베푸는 자는 이를 우아한 간소함으로 하게 하라." 이것은 우리가 간호와 친절을 베푸는 행위를 마치 이가 중요한 것처럼 부풀리지 않는 것처럼, 마치 인간이 아닌 주님에게 하듯이 하라는 뜻입니다. "서로서로 한 마음". 이 말은 우리가 다른 이들과 같은 생각과 감정을 가져야 한다는 뜻입니다. "기뻐하는 자와 함께 기뻐하고, 슬퍼하는 자와 함께 슬퍼하라" 우리가 할 수 있는 이상의 노력으로 다른 사람의 생각에 들어가라는 뜻입니다.

그렇다면 우리는 성 바울의 타인의 감정에 대한 비상한 배려를 가지고 있나요? 그는 이것을 생각하는 때에 있어서는 한 번도 바쁜 적이 없었습니다. 그는 "만약 고기가 나의 형제를 불쾌하게 한다면 나 역시 이 세상이 존재하는 한 고기를 먹지 않을 것이다"라고 하셨습니다. 물론 그는 그러한 주저함이 진짜로는 미신일 뿐이라는 점을 잘 알고 있었지요. 만약 이런 격언의 정신이 우리 여성들의 마음에도 들어오는 길을 찾을 수 있다면 우리는 "이 그리스도교인들(간호사들)이 얼마나 서로를 사랑하는지 보라!"고 말할 수 있을 것입니다.

그렇다면 우리는 시로에게 예의를 짖춰아 합니다. 우리 일과 학교의 "행복과 선(善)"은 단순히 "훌륭한 책무와 미덕, 혹은 그의 반대되는 악함만으로 구성되어 있지" 않기 때문입니다. 그와 반대로 양쪽 모두 작은 상세한 것들을 상당수 구성하고 있는데, 이것들은 작아 보이지만 이 "요양소(Home)"에 빛과 그림자, 서로와의 교류에 달콤쌉쌀함을 소개하여 우리 학교의 분위기와 특성에 큰 영향을 미칩니다.

그리고 우리 병동들로 넘어가 봅시다. 신이시여, 우리는 "여관주인과 매춘부들과 있으면서도" 권위와 위엄, 고상함을 잃지 않았음을 확신할 수 있는데, 병동을 보면 우리 중 일부는 가장 거칠고도 어려운 일을 그 고상함으로 간단하게 해내는 사람들이 있습니다. 저희 간호사 중 하나가 자기 수습 간호사들 중 한 명 (흔한 의미로의 귀족 아가씨가 아니라 그리스도의 의미에서의 진정한 숙녀인)에 대한 이야기를 한 적이 있습니다. 그는 너무 고상해서 (대부분의 사람들은 병동에서의 싫은 일을 하기 어려울 정도로라고 하겠지만 그 간호사는 이렇게 말했습니다) 가장 끔찍한 일을 하며 싫은 것을 보기도 어려울 정도라고 하였습니다. 하지만 그는 자기 생각이나 다른 사람이 자기를 지켜본다는 생각은 하지도 않으면서 모든 것을 다 해냈습니다. 그것이야 말로 어떤 사람도 방해할 수 없으나 가장 위대한 상냥함과 삶의 단순함이 결합된 진정한 위엄 ~예수 그리스도가 가졌던 위엄~ 이라고 할 수 있습니다.

‖

그리 자제에 대해서 한 마디 하겠습니다. 왜냐하면 우리 모두 알다시피 자제 없이는 진정한 간호는 있을 수 없기 때문입니다. 우리는 한 로마 군인에 대한 이야기를 알고 있지요. 1400여 년 전에 프랑스의 한 도시를 자신의 연대와 함께 들어선 때에 한 병자가 길가에서 추위에 죽어가고 있는 것을 발견하고는 ~그때는 병원이 없었습니다. ~다른 줄 것이 없자 자기 칼을 꺼내 들고는 망토를 반으로 잘라 망토 반쪽으로 그 병자를 감싸주었다는 이야기 말입니다.

그 후 그가 꿈을 꾸었는데 그 꿈에서 천국에 들어가게 되어 예수가 말하기를, "마틴이 나에게 이 옷을 입혀주었다"라고 하였다고 합니다. 그 꿈은 물론, "저희가 주님이 병자나 죄수의 모습일 때 다가간 적이 있습니까?"와 그의 대답인 "너희가 나의 형제 중 적어도 하나에게 하는 것은 나에게 하는 것이나 다름없다"는 구절을 회상한 것입니다. 하지만 이 꿈 이야기가 사실이든 아니든, 이 로마 군인은 그 후에 그리스도교로 개종하여 초기의 가장 위대한 주교 중 한명인 투르의 마르티누스가 되었습니다.

우리는 우리가 먹는 서녁식사를 환자들에 먹이거나, 우리 자신의 옷을 입힐 것이 요구되지 않습니다. 우리는 편안하고, 일부러 불편하게 만들 수 없습니다. 하지만 우리는 환자들을 위한 환자식을 만드는 법을 배울 수 있고, 쓸데없이 멋을 부리는 데 돈을 써 우리 자신이나 가족을 위해 모아야 하는 돈을 낭비하지 않을 수도 있습니다.

최근의 프랑스와 독일의 전쟁에서 추위가 가장 심했던 겨울날 중 하루, 수천의 비참한 프랑스 포로들이 한참 떨어진 포로 수용소까지 가기 위해서 독일 도시 중에서도 가장 크고 가난한 도시 중 하나의 가장 가난한 거리를 지나가고 있었습니다. 이 가난한 "이스트 엔드"의 모든 문이 열렸습니다. 어느 문 하나도 닫혀있지 않았지요. 그리고 모든 문에서 가난한 독일 여성들이 손에 자신이 먹으려고, 아니면 남편이나 자식을 주기 위해서 만든 저녁을 들고 나왔습니다. 대부분 그 손에 들린 건 집에 남은 음식 전부였습니다. 그리고 그들은 가장 아파 보이는 포로가 지나가면 그들의 손에 이것을 쥐어주거나, 진창 투성이인 길에 지쳐 쓰러진 자들은 주로 입에 이것들을 집어 넣어 줬습니다. 이 불쌍한 프랑스인들을 수용소에 데리고 가는 것이 자기 일인 온화한 독일인 호위대 역시 고개를 돌려 비록 이들이 늦어가고 있고 그들 또한 지쳤지만 이 여인들이 하고 싶은 대로 하도록 내버려 두었습니다. 포로들이 수용소에 들어가 한 시간이 지나기도 전에, 6명이 지푸라기 더미에 누워 죽었습니다. 하지만 이 선한 여인들이 제때 자신들의 풍부함이 아니라 가난에서 비롯된, 자신들이 가진 전부로 음식을 준 덕분에 얼마나 많은 목숨들을 살렸는지는 우리는 모르고 신만 아실 것입니다. 이것은 여기에 있으면서 이를 본 영국인이 한 이야기 입니다. 바로 우리의 "지원 위원회" 말입니다.

그리고 거의 대부분의 포로를 실은 기차가 지나가는 독일의 큰 기차역에, 한 여인이 매일 밤 그 길고 긴 지독한 겨울에, 그것도 밤 종일 이곳을 찾아갔습니다. 열린 화물칸에 얼마는 바닥에 얼어붙고, 얼마는 그만큼 거의 죽어가고, 얼마는 역에서 죽어가도록 옷은 다 떨어지고 굶주린 프랑스 포로들을 먹이고, 데우고, 위로해주고, 또 종종 죽기 전 마지막 메시지를 전달받기 위해서 말입니다. 몇몇은 열린 화물칸에 9일 밤낮 있은 자도 있었습니다. 많은 경우 24시간 이내에 아무것도 먹지 못했지요. 매일 밤 이 길고 끔찍한 열차가 역 안에 그 느린 몸집을 들여오면 그는 보도에 무릎을 꿇고 죽어가는 머리를 지지하며 그들의 어머니에게 보내는 마지막 메시지를 받았습니다. 병자의 목에 포도주나 따뜻한 우유를 부어넣고, 동상을 입은 사지에 붕대를 감고, 그리고 하느님께 감사하게도 많은 생명을 살렸습니다. 많은 수가 도시의 포로 병원으로 보내져 그 중 2분의 3이 회복했습니다. 그가 사신 모든 옷감은 여기에 쓰였습니다. 그 역시 이 두려운 밤들 동안

불치의 병을 얻었습니다. 하지만 그 덕분에 수천이 살아났습니다.

그는 나의 친구입니다. 그는 이 이후에 여기로 와서 저와 만났습니다. 그의 입에서 직접 들은 이야기입니다. 포로들 사이에서는 천연두와 발진티푸스가 유행했고 그 대부분이 어린 소년들이었습니다. 많은 수가 부상을 입었고 절반은 동상을 입었습니다. 가끔 그들은 그가 가져온 모든 것들을 낚아채기도 했습니다. 하지만 가끔 그들은 자신들의 죽어가는 고개를 매혹적인 따뜻한 포도주에서부터 돌리며 가까스로 "감사합니다, 부인. 하지만 저보다 더 필요한 저 사람에게 주세요," 혹은 "저는 이미 끝이에요. 어머니에게 사랑을," 이라고 말하기도 했습니다.

우리는 우리가 가진 것을 우리의 환자에게 줄 필요가 없습니다. 하지만 우리는 그보다 못하지 않은 우리의 모든 것, 즉 우리의 심장과 머리를, 그리고 합리적인 봉사를 주어야 하지 않을까요?

우리가 이 "학교"를 하느님께, "너희가 나의 형제 중 적어도 하나에게 하는 것" (그리고 그분은 우리의 모든 환자들, 그리고 우리 모두를 그의 형제 자매라고 하시지요)은 "나에게 하는 것이나 다름없다"고 하신 신성한 자선과 사랑인 그분께 바친다고 생각해봅시다. 오, 이 얼마나 "천국의 나라"와 같겠습니까! 그렇다면 과연 투르의 마르티누스, 군인이자 선교사 ~주교였던 그의 꿈이 현실화 되는 것 아니겠습니까!

III

제가 이 기회를 빌어서 저를 정말로 걱정시키는 한가지에 대해서 말씀 드려도 될까요? 첫 번째로, 여러분들은 직간접적으로 이 학교에 좋은 후보자들의 유입을 유지하는데 상당한 역할을 차지하고 있고, 차지할 수도 있다는 것입니다. 여러분은 여기에서 행복했는지 아닌지에 대해서 알고 있습니다. 여러분은 여기에서 훈련과 자가 발전의 기회들이 주어졌는지 아닌지 알고 있습니다. 많고 많은 우리의 양호교사님들과 간호사님들이 저에게 말하기를 여기에서 수습 간호사로 지냈던 시간이 "그들의 인생에서 제일 행복한 시간"이었다고 하였습니다. 지금 당장은 모두 다 그렇게 생각하는 것은 아닐 수도 있지만 아마도 모두 그럴 것 입니다.

새롭고 자격 있는 신입을 얻음으로써 이 학교를 가장 물질적으로 도울 수 있는 것은 모두 여러분들의 힘에 달려있습니다. 여러분 중 친구나 지인 하나 알지 않는 사람은 거의 없을 것입니다. 여러분이 우리를 알리고 다녀야 합니다. 우리는 신문에 광고를 올릴 필요가 없어야 합니다. 만약 여러분이 여기가 가치 있는 생활이라고 생각한다면 왜 다른 사람을 데리고 오지 않습니까? 저도 제 역할을 하려고 노력하고 있습니다. 아그네스 존스가 죽었을 때, 제 심장은 무너지는 것 같았지만 그가 원했을 것임을 알고 있으므로 그를 언급만 하지 않았지 실질적으로 그에 대한 기사를 굿 워즈에 냈습니다. 그리고 수년간 그의 소중한 기억은 우리 학교나 다른 학교로 그에 고무된 사람들을 불러들였습니다.

세상의 모든 병원과 구빈원 의무실을 개혁하는 것, 그리고 리버풀의 각 가정의 아프고 가난한 사람들을 위해 구역별 간호를 수립하는 것, 이것들이야말로 문명화된 사람들의 가장 가치 있는 합동의 목표가 아니겠습니까?

최근 10년간, 감사하게도 간호를 위한 다수의 훈련 학교들이 생성되어 음주하고 부도덕하며 불충분한 간호를 멈추게 하기 위해 연합을 결심하였습니다. 하지만 모두들 같은 불만을 털어놓습니다. "여성의 고용"에 대한 격한 반응이 지속되고 있는 가운데, 왜 모든 좋은 여성에 어울리는 이 가장 여성다운 직종이 더 수요가 많지 않은지? 저는 성 토마스 병원의 제 오랜 친구들이 각자 자기 할 일을 했기를 바랍니다. 그리고 저는 그들이 해야 하는 일이 그들 앞에 한번 놓여지기만 하면 그들이 최전선에 있을 것이라고 확신합니다.

여기에 모인 여러분들, 그리고 어떤 모임에 각각 직간접적으로 연결된 분들은 세상의 구빈원과 병원의 문명화를 위한 좋은 일을 하실 것입니다. 우리가 힘없는 사람들을 괴롭히는 다른 큰 악(惡)에 대하듯 만약 여러분이 이 주제에 대해서 알아보고, 이 일을 해결하기 위해 직접 나선다면 여러분들은 여러분들의 외부 친구들에 직접 영향을 줄 수 있을 것이고, 그리고 궁극적으로는 여성들 사이에서의 공공의견을 모을 수 있을 것인데, 이는 병원과 구빈원 간호를 향상시키는 노력에 대한 가장 큰 조력이 되는 간호사가 될 수 있습니다. 모두가 도울 수 있습니다. 모두가 "신문사"나, "공청회"보다 더 크게 도울 수 있습니다. 저는 몇 년 안에 여러분들이 어떤 병원이든, 심지어는 구빈원도 간호가 불량함이 의심되면, 혹은 어떤 구역(어쨌든 도시 안에서)이 가정 내 아픈 빈민을 간호할 좋은 구역 간호사가 없으면 망신이 되도록 할 수 있을 것이라고 믿습니다.

이 학교에서 자기 앞길에 나타나는 모든 훈련을 올바르게 사용한 사람들이 만약 자기 집에 외부의 친구들의 정보를 알려달라고 편지를 써 보내면 우리가 모두 마음을 다하는 이 일에 지대한 도움이 될 수 있습니다. 그리고 저는 여러분들이 각자의 방법으로 의도적이든 거의 무의식적이든 우리 나라, 그리고 식민지와 속국, 나아가서는 세계의 병원과 구빈원 간호 시스템을 개혁하는데 큰 역할을 할 것이라고 확신으로 바라봅니다.

IV

작년에 비하여 우리들이 조금은 덜 자만해졌다는 부분에 대해서 적어도 조금의 칭찬을 해도 될까요? 이게 가능한 지 몰랐지만 우리는 1872년 만큼 자만하지는 않았지 않았나요? 여러분이 판단할 수 있겠지요. 1873년에 우리는 상당히 덜 그렇지 않나요? 그리고 특별히 누군가를 특별히 생각한 것이 아니라 ~왜냐하면 제가 지금 물어볼 것은 뻔한 말이기 때문에~ 자만은 언제나 무지와 정확한 비례가 아닌가요? 왜냐하면 뭔가를 아는 사람은 그것이 얼마나 적게 아는 것인지 알기 때문이지요.

이것이 우리들 사이에서 "비밀"이 될 수 있을까요! 하지만 안타깝게도 우리의 이름이 자만하기에는 "너무 유명"해지지 않았나요? 그리고 이런 말이 나오지는 않았나요("이를 가드어로 말하지 말라")? "그리고 이 자만한 '나이팅게일'이라는 여자는 거의 읽을 줄도 쓸 줄도 모른다" 라고?

이제 누구도 우리가 얼굴 붉히는 것을 보지 못하도록 합시다. 하지만 최대한 빨리 우리를 어리석게 만드는 것들을 제거해야 하지 않겠습니까?

농담은 이쯤 해두겠습니다. 진지해집시다. 우리 중 어떤 여성이든 가장 큰 신뢰를 약속해야 하는 것은 자기 자신임을 기억하세요. 그리고 그는 신과 함께, 그리고 동료 여성들과 함께 살아간다는 것을 기억하세요.

우리가 간호 사업에 대해서 아는지 모르는지 아는 것은 훈련의 큰 결과입니다. 그리고 모르는데도 안다고 생각하는 것은 훈련이 부족하다는 큰 증거입니다.

세계는, 특히 병원의 세계는 너무나도 서두르고 급하게 돌아가서 우리가 깨닫기도 전에 나쁜 습관에 빠지기 쉽습니다. 그리고 스스로 훈련할 어떤 진짜 계획도 구성하지 않은 채로 몇 년 동안이나 한 훈련이 빠져나가는 것은 더더욱 쉽습니다.

결국, 이 모든 훈련이 우리에게 해주는 것은 다음과 같습니다. 우리 스스로 어떻게 훈련을 할 것인지, 이것을 어떻게 스스로 관철할 것인지, 어떻게 스스로 생각해낼 것인지 입니다. 첫째 주도, 둘째 주도, 셋째 주도 그냥 지나가지 않도록 하세요. 나태함보다는 부산함에 말입니다. 예를 들면, 자신이 맡은 환자 케이스에 관한 노트를 만드는 것으로 시작하세요. 케이스를 보자마자 관찰할 수 있을 것입니다. 아니, 이것은 간호사라면 당연히 해야 하는 것들 중 처음부터 해야 하는 것의 하나입니다. 바로 자기 환자를 관찰하는 것이지요. 크로프트 씨가 여러분에게 어떻게 노트를 쓰면 되는지 알려주었을 것입니다. 그리고 여러분 중 누구도 빠짐없이 일주일에 두 번은 노트 연습을 할 시간이 있습니다.

하지만 하루에 15분 동안, 자기 말고는 아무도 이해할 수 없는 표현으로라도 두세 개의 개별 케이스에서 진전이나 변화를 잊거나 서로 헷갈리지 않도록 써내 보세요. 두 휴식시간에는 정서할 수 있을 것입니다. 교육을 많이 받지 못한 분들은 제가 장담하건대 우리의 친절한 간호사님이나 같은 혹은 제일 가까운 병동에 있는 특별 수습 간호사님이 도움을 줄 것입니다. 경주는 언제나 가장 빠른 사람이, 전투는 가장 강한 사람이 이기는 것이 아닙니다. "한 줄 한 줄"~하루에 한 줄씩~ 꾸준하게, 관찰하며, 겸손한 간호사가 종종 더 똑똑한 "천재"들을 진정한 간호를 구성하는 경주에서 승리하곤 합니다. 하지만 우리 여성 중 적은 숫자만이 우리의 두뇌와 특성을 발전시키는 것을 진지하게 생각합니다. 그리고 이것은 우리가 간호를 함에 있어서 치명적입니다. 우리는 과거의 경험에 비추어서 미래를 계산하지 않습니다. 우리가 만약 지난 6개월 간 향상되지 않았다면 우리는 무슨 권리로 다음 6개월 간 향상할 수 있을 것이라고 기대할 수 있겠습니까? 그렇다면 우리는 환경이 우리에게 주는 변화를 가능하게 하지 않습니다. 우리가 자신을 발전시킬 만한 시간을 확실히 더 낼 수 없을 때 일직 근무가 들어온다던가, 나이를 먹고 건강이 허약해지는 경우 말입니다. 우리는 우리가 지금 가지고 있는 일들을 배울 힘과 기회들이 언제나 같다고 믿습니다. 우리가 훈련을 받은 시간은 이런 발전하지 않는 태도에서 흘러 나갑니다. 그리고 누군가 얼마나 많은 것들이 더 나아질 수 있었는가 보기 시작하면 그 때는 바뀌기에는 너무 나이를 먹었거나 너무, 너무 늦었습니다. 그리고 그는 그 자신에게 고백을 하거나, 더 많은 경우 고백을 하지 않습니다. "그의 일 평생 얼마나 틀리게 살아왔는지" 라고.

우리가 믿기를 우리는 모두 이 세계는 단지 일부인 미지의 세계의 일부가 되어가는 중입니다. 우리는 여기에 일년, 아니면 일년 중 일부만 있었습니다. 우리는 우리 인생을 어떻게 만들어가는 중입니까? 우리는 지금 일년 전 있던 자리에 있나요? 아니면 우리는 우리가 선택한 장래의 일에 더 맞는 사람이 되어가고 있는 중인가요?

　우리의 잘못과 약점, 그리고 허영심은 작아지는 편입니까? 아니면 우리는 여전히 무기력하고, 비효율적이고, 부산하고, 자만하고, 불친절하고, 타인을 우리가 도울 수 있을 때 돕는 대신 엄하게 판단하고 있나요? 제 경험에서 비추어 보자면 타인에 대해 엄하게 판단하는 경우에 그 사람을 도우려고 하는 것 만큼 그런 판단을 부드럽게 해주는 것도 없습니다. 그리고 여기서 우리가 서로에게 부족함이 있는지 판단할 수 있습니다. 이것은 매리야트 선장이 어린 소년일 때 실제 있었던 이야기입니다. 그는 자기를 추잡한 학대행위로 자기 인생을 고통스럽게 만들었던 나이 많은 장교 후보생을 구조하기 위해서 물에 뛰어들었습니다. 그리고 어린 매리야트는 집의 어머니에게 "이제 그 장교 후보생을 사랑하는 어머니보다 더 사랑한다.그리고 그가 목숨을 구해서 다행이 아니냐"고 써 보냈습니다.

　우리는 여기서 우리의 책임감, 타인, 간호사님들, 수녀님들, 양호교사님들에 대한 책임과 함께 우리자신에 대한 책임, 동료 수습 간호사들, 그리고 요양소 간호사님들, 그리고 우리가 구성원인 이 학교 전체에 대한 책임을 우리의 생각에 우선하고 있나요?

　만약 우리가 이것에 대해서 더 생각했다면, 우리는 성 바울

이 말한 "자유"인 조용한 마음과 자제를 얻을 수 있으리라 희
망할 수 있을 것입니다. 만약 우리가 "세상"의 의견보다 예수
그리스도의 본보기를 따르는 것에 대해 더 신경을 쓴다면 우
리는 우리 동료 수습 간호사들과, 이 요양소, 그리고 우리 학
교를 제대로 이용하고 즐기는 법을 배울 수 있을 것입니다.
"우리는 우리가 종종 우리를 제외한 자들만 포함되었다고 생
각하는 '세계' 그 자체이다."

하지만 비교적으로 적은 수가 생각뿐이라도 자기 주변의
사람들에게서 풀려나는 힘이 있습니다. 그들은 그들만의 견
해를 취합니다. 숨겨야 하는 때면 그들은 숨기고, 이야기를
전해야 하는 때에는 전달합니다. 스스로 다른 사람들 욕을 하
지 않도록 하면서 자기가 듣는 자리에서 다른 사람도 그리하
도록 권위를 행사하는 소수의 사람들이 있습니다. 이들은 그
리스도가 말한 "중재자"입니다. 이들은 요양소와 시설을 단결
시키고, 그 누구보다 이 작은 세상에서 그리스도가 다시 돌아
올 때까지 그의 형상을 담고 있는 것으로 보입니다.

우리는 한번이라도 평판을 신경 쓰지 않고도 옳은 일을 합
니까? 우리 자신에게 "무엇이 옳은가?" 혹은 (같은 질문이지
만) ˝신의 뜻은 무엇인가?˝라는 질문을 했을 때, 우리는 신성
으로 그의 "나라"에 들어서게 됩니다. 우리는 더 이상 세상

사람들의 의견들에 굽실거리지 않게 됩니다. 우리는 모든 것에서 신의 모습을 보고, 우리 인생의 사고(事故)들. 외과 병동에 들어오는 사고들에 비해서 덜 눈에 띄지만 우리를 더 흔들어 놓습니다. 우리가 배치되는 사람들의 특성의, 그리고 우리 자신의 내면의 삶의 사고들 사이에서 빛나는 영원한 아버지인 신을 모든 것에서 볼 수 있습니다.

위대한 선교사들 중 한 명은 300년 여 전에 자신의 제자들과 동료 선교사에게 이렇게 썼습니다.

"자기이해"(우리가 우리자신을 신 안에서 볼 수 있게 하는 지식)"자기이해는 신에 대한 신뢰의 보모이다. 이는 우리자신에 대한 불신에서 시작하여 신에 대한 신뢰가 탄생한다. 이는 모든 곳에서, 그리고 특히 여기에서는 네가 생각하는 것보다 훨씬 중요한 진정한 내면의 겸허함을 얻는 방법이 될 것이다. 나는 그런 점에서 사람들이 너에게 가진 좋은 의견이 너를 부끄럽게 하지 않는다면 너에게 너무 큰 즐거움이 되지 않도록 하라고 주의한다. 이는 사람들이 자기 스스로를 방치하고 이 방치가 많은 경우 마치 속임수를 쓴 것처럼 앞에서 말한 겸허함을 망쳐 그 자리에 자만심과 오만을 가져다 놓기 때문이다. 그리하여 많은 사람들이 오랫동안 그들이 무엇을 놓쳤는지 보지 못하고 서서히 독실함에 대한 관심과 마음의 평온함을 잃고 그리하여 항상 걱정하고 불안해하며 자기 안팎에서 안정을 찾지 못한다.

"지치고 힘든 자여, 모두 내게 오라, 내가 너희들에게 안식을 주겠노라"고 우리 주님은 말씀하셨습니다. 하지만 그분은 바로 누구에게 이 "안식" 혹은 마음의 고요함을 줄 것인지 덧붙이셨습니다. 바로 그와 같이 "유화하고 겸허한 마음을 가진" 자들입니다.

이런 말들은 병원에서의 삶에서 보자면 "꿈같은 소리"일 것입니다. 하지만 우리가 이것들을 학교의 정신이라고 생각하고 간호의 규칙이라고 생각한다면 꿈같은 소리가 아닙니다. "이것들을 실행하고, 느끼고, 우리 자신의 것으로 만들면" 병원에서의 "천국의 나라"는 멀지 않습니다.

제가 여러분들을 위해 기도하듯이 여러분도 저를 위해 기도해주세요. "독실함"과 "평온한 마음"이 하지만 이것들은 항상 그리고 유일하게 재촉해야 하는 힘든 노력해야 합니다. 우리의 것이 될 수 있도록.

플로렌스 나이팅게일.

1874년 7월 23일.

저의 친애하는 친구들이여, 다시 한 해가 흘렀군요. 우리들 사이에서는 많은 변화가 있었습니다. 각자 삶의 훈육의 맛을 좀 더 보았습니다. 누군가에게는 아주 쓴맛이었을 것이고, 다른 사람들에게는 부디 그렇지 않았기를 바랍니다. 아무튼 이것이 모두 영웅적인 쓸모에 사용되었기를 믿읍시다.

"영웅적?"이라고 반문하는 소리가 들리는 것 같군요. "얕은 사발을 닦고 침대를 정리하는 데 '영웅적'일 것이 있나요?"

저는 고아원의 불쌍한 고아 소녀들에게 한 남자(그는 지금은 죽었습니다)가 가르침을 주는 것을 들은 적이 있습니다. 저 또는 그들을 그렇게 감동시킨 것은 얼마 없다고 생각합니다. 그것은 "영웅적인 미덕"에 관한 것이었습니다. 아주 작고 세밀한 것들인 근검절약에 관해, 직무에 관해, 사랑과 친절에 관해 이야기하였습니다. 그리고 그는 그들에게 작은 사람들로서 어떻게 그런 대단한 미덕을 실행할 수 있는지 묻는 것으로 마무리 지었습니다. 7살 짜리 어린 아이가 고사리 손을 들어 재잘거리며 말하기를, "나리, 저희는 우리가 원하지 않을 때도 바닥에 떨어진 핀을 줍기도 하는 걸요"라고 했습니다. 이것은 그가 그의 가르침을 이해했다는 것을 보여줍니다.

그의 가르침은 우리에 딱 맞는 것은 아니지만 우리 모두에게 맞출 수는 있을 것입니다.

우리가 계단에서 소음을 만드는 편이거나 혹은 서로의 방에서 시간을 보내는 편이라면, 오늘 밤은 신과 단둘이 조용히 침대에 드는 것은 어떨까요? 여러분들 중 일부가 저에게 직접 여러분의 "집"에서 보다 야간 간호사 기숙사에서 낮 동안 잘 때 더 잠을 푹 잔다고 말한 적이 있습니다. 낮 동안에 시끄러운 웃음소리나 떠들썩한 말소리, 각자 방으로 들어가는 계단소리 같이 아픈 사람을 불안하게 하거나 야간 근무를 선 사람이 조금이라도 잠을 자는데 방해가 되는 소리가 있나요?

이것이 내가 받기를 바라는 것을 하는 것. 너의 이웃을 너와 같이 사랑하라고 우리 주님이 말씀하신 대로인가요?

"정숙과 질서정연"은 우리가 만든 의무라고, 아니면 하느님이 만드신 것이라고 생각하나요?

만약 우리 유니폼이 우리가 좋아하는 것이 아니었다면 군인들에 의해 옷이 찢겨졌던 우리 주님을 생각해보지 않겠어요? (하지만 저는 항상 제가 본 어떤 드레스보다 우리 유니폼만큼 더 어울리는 것은 없다고 생각합니다.)

만약 식탁에 마음에 드는 음식이 없다면 누가 가난한 여인에게 물 한 모금을 달라고 부탁했는지 기억하면서 그 음식을 감사히 받는 것은 어떨까요?

모든 시간 병동에 나고 드는 때나 식사시간 등에서 완벽하게 규칙적이고 시간을 엄수하도록 최선의 노력을 다하는 것은 어떨까요? 그리고 만약 우리가 불가피하게 방해 받았다면 요양소 간호사에게 사과를 하고 우리에 대한 권한이 있는 사람들에 관해서 어떻게 적혀졌는지 기억하는 것은요? 아니면 병동을 들고 나는데 몇 분은 별로 중요하지 않다고 생각하나요?

우리는 규칙들을 주의 깊게 관철합니까?

만약 우리가 직무들 제일 위에 인쇄된 것과 같은 사람이라

면, 즉,

신뢰할 수 있고,
시간을 엄수하고,
정숙하고 질서정연하고,
청결하고 단정하고,
인내하고, 쾌활하고, 친절하다면,
우리는 이것들이 설명하는 가르침 외에는 거의 아무것도 필요 없습니다.

1. 신뢰성 : **그것은 충직함입니다.**

우리 주변에 아무도 충고하거나 명령할 사람이 없을 때도 신뢰할 수 있는 것입니다. "그의 진실을 말할 때 외에는 열리지 않았다." 이것이 우리에 대해서 말하는 것일 수 있을까요?

우리의 영혼을 우리의 수중에 보관하여 절대로 흥분하지 않으나 언제나 신에게는 들어올릴 준비가 되어 있다고 신뢰할 수 있는 것입니다. 생각까지도 조금의 유혹에도 흐려지지 않고, 조금의 공격에도 무구한 것입니다.

우리의 일을 마치 상관이 언제나 곁에 있는 것처럼 충직하게 함을 신뢰할 수 있는 것입니다.

절대 다른 사람의 걱정거리를 캐묻지 않되, 남의 면전에서 하듯이 남의 등 뒤에서도 똑같이 행동함을 신뢰할 수 있는 것입니다.

성 베드로가 신은 우리 모두를 "서로의 품위의 청지기"로 만들었다는 말을 기억하여 조금이라도 우리의 이웃인 우리 환자들을, 우리의 동반자들을 상처를 입힐 수 있는 모든 말들을 피할 것을 신뢰할 수 있는 것입니다.

우리는 어떻게 하면 서로의 "품위의 청지기"가 될 수 있을까요? "품위"의 좋은 본보기를 주변 모두에게 보여줌으로써 입니다. 그리고 어떻게 하면 우리는 서로에게 "신뢰할 수 없는 청지기"가 될까요? 우리의 습관의 느슨함과, 방식의 불규칙함, 우리 상관이 있었더라면 했을 것을 하지 않는 모습을 보여줌으로써 입니다. "불구가 앞장을 선다." 더 나은 사람이 더 못한 사람을 따를까요?

여러분이 하는 이야기를 들은 것이 있습니다. 아마도 우리 모두에게 벌어지는 일일 텐데요. "나는 과연 내가 본 것을 한 것 뿐이다."

"내가 본 것을 하는 것 뿐"인 때에 언제나 옳은 길로만 인도된다면 얼마나 영광스러운 일이겠습니까!

한 대단한 사립학교의 교사가 저에게 그는 그 학교의 모든 소년 하나하나를 다 믿기 때문에 그 학교 전체를 믿는다고 말한 적이 있습니다. 오, 신이라도 그 안의 모든 사람을 믿기 때문에 이 요양소와 병원을 믿는다고 말할 수 있을까요! 이걸 시도해봅시다. 모든 사람들이 성공이 자기 손에 달린 것처럼 일하는 겁니다. 여러분들은 인도 대기근에서 모든 영국인이 성공이 자기 손에 달린 것처럼 노력했다는 사실을 알고 있나요? 그리고 영국 만큼의 인구를 기아에 의한 죽음에서부터 살려낸 것은 인도에서 올린 어떤 승리보다 가장 위대한 것이라고 생각하지 않나요? 이 요양소와 병원에서도 그렇게 일한다고 생각해봅시다.

오, 내 소중한 친구들이여, 언젠가 우리 중 하나가 자기는 우리가 하는 것을 본대로 한 것 뿐이라고 하는 것을 들었는데 만약 그것이 "파멸로 향하는 길"이었다면 얼마나 끔찍하겠습니까!

혹은 다른 방식으로 우리의 좋은 본보기로 나든 사람을 천국으로의 길에 오르게 해주었다면 얼마나 기쁜, 그 얼마나 기쁜 일이겠습니까. 그리고 나쁜 본보기로 다른 사람은 천국으로의 길을 지체시킨다면 얼마나 나쁜 일이겠어요!

오래된 이야기가 있습니다. 600년은 된 이야기이지요. 쟁기질하는 소년이 어떤 역사적으로 알려진 진정한 위대한 사람에게 "언제나 그에 대해 좋은 의견을 가진 사람이 절대 실망하지 않도록 살아라"라고 "조언"을 해줬다고 합니다.

그 위대한 사람은 쟁기질 소년에게 조언을 해줘 고맙다고 인사를 하고 그 조언을 따랐습니다.

만약 우리 학교가 좋은 명성을 가지고 있다면 우리는 사람들이 그 학교 출신의 간호사들에게 "절대로 실망하지 않도록" 살아가고 있나요?

순종하고, 제멋대로이지 말 것. 우리 자신의 확고한 결의를 가지지 말아야 합니다. 상식적으로 생각하면 우리가 언제나 우리 마음대로 하려고 하면 훈련으로는 아무 도움이 되지 않습니다. 몇몇은 신에게 진정 헌신하여 그분의 뜻으로 자신의 뜻을 대신한 사람이 있는 것으로 알고 있습니다. 이 훈련학교에 들어왔다면 그것으로 그분에 대한 약속을 하는 것이 되어 자신의 방식을 배운 방식으로 대신하여야 하는 것 아닌가요?

너무 많은 질문은 그만합시다. 여러분들은 이런 것들이 여러분들을 위해서 심사숙고 되고 마련되었음을 알고 있을 테니까요. 여러분들은 우리가 언제가 옳다고 생각할 필요가 없습니다. 아마도 그렇게 할 수 없을 것입니다. 하지만 여러분들이 더 옳을 가능성이 있을까요? 그리고 어떤 경우에든, 여러분이 우리의 길에 들어설 것을 선택하였고 그것들을 위해 여러분의 방식을 포기했다면 여러분이 옳다는 것을 알 것입니다.

외국의 훈련학교에서 거기를 방문하고 있었던 매우 훌륭한 목사가 한 간호사에게 하는 이야기를 들은 적이 있습니다. "좌절했습니까? 그것보다 순종적이지 않다고 말하는 게 더 맞을 겁니다. 이것들은 언제나 같은 뜻입니다." 그리고 저는 그가 얼마나 옳은지 생각했습니다. 그리고 나아가서, 그 간호사 역시 그렇게 생각했습니다. 그리고 그는 더 이상 "좌절하지" 않았습니다. 왜냐하면 "순종적이지 않기"를 포기했기 때문입니다.

"모든 사람이 자기만 챙겨주는 것"은 여기에 발 디딜 자리도 없어야 합니다. 그리고 이것은 신이 우리에게 강력한 뜻을 가르치실 것입니다. 만약 여기서 신이 우리를 가르치시게 하지 않는다면, 그는 장차 더 엄격한 규율로 우리를 가르치실 것입니다. 자신의 뜻을 먼저 신의 뜻에 굽히고, 그런 후에 제비를 뽑은 자 중 합리적이고 타당한 뜻에 굽혀야 할 것입니다.

저는 저 혼자, 그리고 여러분들도 그럴 것이라 의심하지 않는데, 다음과 같은 찬송가 구절을 읊습니다.

말씀해 주시옵소서, 꾸지람을 하실 때, 아껴서는 안 됩니다,
주여, 당신의 훈계의 매를.

너무 늦기 전에 하느님이 우리를 그분의 규율 앞에서 낮아지게 하도록 하세요. 만약 우리가 "가시밭을 발로 차낸다"면, 우리는 더 이상 우리가 "발로 차"지 않을 때까지 그분이 우리에게 더 많은 "가시밭"을 주도록 기도할 수밖에 없습니다. 그리고 이는 그분의 너그러운 사랑의 증거이며, 그렇게 하신다면 그분이 우리를 포기하지 않았다는 증명입니다.

저로 말할 것 같으면, 저는 제가 뭐라도 기억할 수 있다면 누구보다 "가시밭길 같은" 규율이 없는 것이 무엇인지 한번도 모르고 지낸 것 같다고 말할 수 있겠습니다. 그리고 제가 그것을 "발로 차"내지 않았기를 바랍니다.

신뢰성에 관한 이야기로 다시 돌아가겠습니다.

여러분의 대부분은 요양소를 떠나면 먼저 야간 근무에 들어가게 됩니다. 야간근무만큼 신뢰성을 시험하는 것도 없습니다. 그로부터 일년이 지나면 여러분은 저에게 다음날 아침 수녀님이나 간호사에게 사례를 보고함에 있어 솔직하지 않고 싶은 유혹이 들었는지 말할 것입니다. 이것은 관찰을 하지 않았는데도 관찰을 했다고 말하는 것입니다. 예컨대 환자의 경과에 대해서 아는 것이 아무것도 없을 때 아무도 여러분을 보고 있지 않다고 하여 이를 보고서에 얼버무려 쓰는 것입니다. 아무도 보지 않지만 신은 보고 계십니다.

야간 간호사들이 부엌에서 노닥거리며 수다를 떤다는 것은 알려져 있습니다. 하지만 우리는 이런 일들이 다시 일어나지 않을 것이라고 믿어야 합니다.

그리고 이 말을 우리 자신에게 하도록 합시다. 우리가 모든 것들을 양심의 문제로 삼지 않고, 신과 우리 사이의 응보의 문제로 삼지 않으면 모든 것들은 무너져 내린다는 것을. 그것이야말로 진정한 신뢰성의 보호장치임을. 우리가 만약 이를 단순히 업무의 문제로, 꺼리의 성공의 문제로 삼는다면 우리는 눈에 보이는 일 외에는 아무것도 하지 않고 진정으로 신뢰할만한 사람이 되지 못할 것입니다.

질서정연 : 몇몇이 그러는 것처럼, 편지나 결심, 혹은 "사례들"을 시작하고도 끝내려고 하지 않는 식으로 아무 것도, 심지어는 핀이나 종이도, 낭비하지 않도록 합시다.

쾌활하고 인내함 : 필요한 것 이상을 절대 원하지 않도록 하고, 가끔씩 그러는 것처럼 우리가 원하는 것을 거부당했을 때도 쾌활하도록 합시다. 혹은 사람들이 불친절할 때, 혹은 우리가 사랑하는 사람들이 우리를 무시하는 경우에도 마찬가지입니다. 예수님이 죽어갈 때 그 곁에 있던 자들은 그분을 조롱하던 군인들이었다는 점을 기억하세요.

제가 장담하건대 내 친구들이여, 만약 우리가 그런 "의무들"을 충직하게 행할 수 있다면 우리는 "영웅적인 미덕"을 실행하는 것입니다.

인내하고, 쾌활하며, 친절함 : 그럼 우리는 우리에게 인내심을 보여주고, 쾌활하며, 친절한 사람들만 그러할까요? 성 베드로가 말하기를 심지어 사악한 자들도 그러하다고 말합니다. 하지만 만약 우리가 우리에게 나쁜 짓을 한 사람을 잘 대할 수 있다면, 오, 이는 얼마나 큰 혜택인가요! 그리고 심지어 하느님도 우리를 고마워하실 것이라고 사도 베드로는 말합니다. 참을성 없고 불친절한 자들에게 가장 친절하도록 합시다.

이제 여러분들에게 우리들이 알았던 두 간호사의 이야기를 해볼까 합니다.

한 사람은 귀부인으로, 먹고 살기에 충분했고, 그의 목사의 추천으로 늙은 과부를 자기 집에 들여 같이 살았습니다. 어느 날 그가 목사를 만나 그를 책망하였습니다. 왜요? 왜냐하면 그 과부는 "너무 건강"해서 "누구든지 그를 간호할 수 있기" 때문이었습니다. 곧장 불만투성이로, 누가 무엇을 하던 불만스럽고 자기는 절대로 잘 대우를 받지 않는다고 생각하며, 한 번도 "자기의 때"가 온 적이 없다고 하는 나이 많은 여인을 찾았습니다. 그리고 그 귀부인은 이 여인을 자기 집으로 데려가 그가 죽을 때까지 보살폈습니다. 이것은 아무도 그를 위해서 무엇도 하고 싶어하지 않았지만 자기는 하고 싶었기 때문이라고 이유를 대면서요. 감사할 줄 알고 고마워하는 사람에게 좋은 일을 하는 것은 큰 친절이 아니기 때문에 이것은 친절함의 일종이라고 할 수 있습니다.

아시반 나든 이야기는 너 좋습니다.

남편을 잃고 혼자 남아 자기 힘으로 벌어 먹는 것 외에는 아무 재산도 없는 한 가난한 간호사가 몇 지루한 아이들을 돌보고자 문의를 했습니다. 여러분들이 예측하다시피 이런 품목을 찾는 것은 그렇게 어렵지 않죠. 그리하여 그 날부터, 20년간 그는 둘, 셋, 넷, 가끔은 다섯까지도 그들을 마치 자기 자식인양 그들이 공직에 맞는 훈련을 시키며 고아들을 돌봤습니다. 그는 자신이 9살일 때부터 일을 했기 때문에 아이들에게 집안일을 가르쳤습니다. 그는 그 아이들이 갈 자리를 잡아주는 데 아무 문제가 없었고, 20년 동안 아이들이 계속해서 들어왔습니다. 하지만 그는 아이들에게 그보다 더 좋은 가르침을 주었습니다.

그는 아이들에게 그들은 "인격 말고는 아무것도 기댈 데가 없다"고 가르쳤습니다. 그가 말했습니다. "저는 그것이 제가 가진 전부였다고 말합니다. 신은 자기 스스로를 돌보는 자를 돕습니다. 만약 어린 소녀가 일찍이 이것을 느낄 수 없다면 더 늦은 후에는 그것을 느끼게 하기 어렵습니다."

이 소녀들은 이렇게 길러져 대부분의 큰 합동학교에서 자라는 것보다 훨씬 더 훌륭하게 자랐습니다. 왜냐하면 고아원은 집과 다르기 때문입니다. 그 간호사가 받아들인 아이들 중 하나는 아주 나쁜 버릇이 있고 말썽꾸러기로 아무도 관리할 수가 없었습니다. 하지만 이 간호사는 했습니다. 그는 곧 남자 아이들도 받아들이지 않을 수가 없음을 알게 되었습니다. 하나는 나쁜 행실로 갓 감옥에서 나온 14살 소년이었는데, 그녀가 데리고 가 교정하여 남자아이가 될 수 있는 한 가장 훌륭한 사람으로 컸습니다. 이는 오직 두 예시일 뿐입니다.

그들은 그를 "어머니"라고 불렀습니다. 그리고 신이시여, 그가 말하길, 그는 아이들에게 자기 아이들처럼 베풀었다고 말하곤 했습니다. 여러분은 그가 어떻게 아이들의 생계를 꾸렸는지 물을 것입니다. 많은 경우 그는 세탁물을 받아 일주일에 한번 돈을 받고, 곧 직공들을 하숙인으로 받으며 지원을 했습니다. 때때로 귀부인이 고아의 대금을 치르기도 했습니다. 한번은 한 선원의 엄마 없는 아이 다섯 명을 일주일에 5 실링씩 받으며 이들의 부친으로부터 데려갔습니다. 하지만 그는 그들의 부친들이 임금을 주며 계속 거기 있게 할 여력이 없는 견습공들도 하숙인들로 받아들였습니다.

그 동안 그는 "옷도 충분히 세탁되지 않았고, 해줘야 하는 건 아무것도 한 게 없다"고만 하며 절대 고맙다는 말 한마디도 하지 않은 가난하고 병든 아일랜드 여성을 위해 세탁을 해줬습니다. 그런데도 그는 이 여인의 2실링짜리 아이를 아이의 부친이 술을 끊고 아이의 권리를 주장하기 위해 돌아올 때까지 데리고 있었습니다.

그는 매주 금요일마다 번 돈을 몇몇 가난한 여성들에게 주었고, 그러면 그들은 그 돈으로 물건을 사서 토요일 장에서 이것들을 되판 후 그에게 다시 돈을 돌려주었습니다. 이 방법으로 한 푼도 잃은 적이 없다고 그는 말했습니다. 그리고 이로써 몇몇 늙은 여인들의 생계를 유지시켰습니다.

여러분은 그가 자본 관리자였으리라고 말할 것입니다. 글쎄요, 그는 하숙인들을 받기 전까지는 자기 손으로 페인트칠을 하고 새 핀같이 깨끗하게 유지한 지하창고에서 살았습니다. 그 후에 그는 자기 창고를 6일에 2실링, 혹은 일주일에 3실링 씩 받을 수 있음에도 일주일에 2실링 씩 받으며 빌려주었습니다. "가난한 사람은 다른 가난한 사람을 어렵게 하면 안 된다"는 것이 그가 말한 이유였습니다. 그는 한번도 우유를 맛본 적이 없습니다. 고기는 아주 가끔, 절대로 구이가 아니라 스튜로 만들어 먹었습니다. 그는 감자을 주식으로 먹었고, 감자 파이는 그와 그 아이들에게 호사였습니다.

일요일에는 4갤런 짜리 냄비를 채워 육수를 만들었습니다. 가끔은 그가 가족이라고 부른 고아들 말고도 6-8명의 늙고 가난한 여인들을 위해서였습니다. 많든 적든 그가 주는 것들로 충분해야 했습니다. 그는 자기 환자들에게 보내는 것에는 절대로 손대지 못하게 하였습니다. 가끔은 좋은 것들이 그 앞으로 보내졌는데, 그는 항상 이것들을 자신의 아픈 이웃에게 주었습니다. 그럼에도 그는 그가 다른 사람을 돌보기 위해 받은 좋은 것들을 자기가 가져갔다는 혐의를 받았습니다. 그는 그의 자선행위에도 불구하고 자기 앞으로는 한 푼도 소유한 것이 없었습니다.

이 간호사가 "영웅적인 미덕"을 실행한 것이 아니면 누가 했습니까?

이 간호사를 언급한 이유는 "악의에 차서 나를 이용하는" 자들에게 "잘해"줘야 한다는 계율을 문자 그대로 수행하는 예시일 뿐이기 때문입니다. "인내하고, 쾌활하고, 친절한" 것입니다. 그가 두 갓난아기가 있는 과부이고 눈이 멀고 제정신이 아닌 어머니를 의사들이 정신 병원에 데려가라고 밀어붙이기 전까지 모시고 살았던 사람이었는지에 대해서 말할 시간도 부족합니다. 그의 아들 중 하나는 병약한 불구로 낮에는 일하고 밤에는 그 침대 곁을 지키며 그 아이가 죽을 때까지 병수발을 했는지. 다른 아들은 정신이 나가서 도망갔는지. 상심한 모성을 인도시키기 위해 누구도 가난한 환자 간호로 돌아가 콜레라가 두 번 유행하는 동안 건강이 망가질 때까지 간호를 하며 그 자신을 돌보는 일을 거친 후, 절대 멈추지 않은 "지루한" 고아 시스템을 다시 계속하였는지. 그는 그 때 "내 아들"에게 뭔가를 해주는 것 같은 기분이 들었다고 말했습니다. 그가 방 네 개와 지하 저장고가 있는 싼 집에서 살기 시작하자마자 그는 하룻밤에 퍼브가 아니면 갈 곳이 없는 목수 열명까지도 받기도 했습니다. 그들에게 양질의 난롯불을 제공하고, 그들을 위해 신문을 빌려 그 중 하나에게 읽게 시키기도 했습니다. 그들은 그에게 일주일에 6펜스 씩 지불하고 그는 그 돈을 전부 써 식사거리를 준비하고, 직접 요리를 했습니다. 그는 그들 중 하나에게 그가 가지고 있던 유일한 좋은 신발을 주었는데, "직장에는 번듯하게 하고 가야지!"라는 이유였습니다.

그는 유명한 환자식 요리사였고, 거의 그에게 고맙다고 하지도 않는 환자들을 위해 종종 생선가시를 집에 가져와 뭉근히 끓였습니다. 그리고 댐슨 자두와 까치밥나무 열매 남은 것을 가져와 가끔 그가 자기들을 위해 보내진 물건들을 숨겨놓는다고 의심하는 열병 환자를 위한 음료를 만들기 위해 끓였습니다.

"주님이 저보다도 얼마나 더 견디셨을까요" 라고 그는 말하곤 했습니다.

그리고 아이들에 관해서는 "우리는 아이들을 우리가 품을 때까지는 절대로 예수님이 했던 것이나 느꼈던 것처럼 그들을 훈도할 수 없습니다. '그러한 것은 천국의 나라이니라' 그리고 각 아이들에게는 훈도될 수 있는 '천상의 규율' ('작은 천사'라고 말했던 것 같습니다)이 있습니다."

그는 이것을 그가 한번 간호한 적 있는 공장의 공장장에게서 배웠다고 했습니다.

(그 공장장은 그가 이 영웅적인 간호사를 형성시키는데 한 수단이었다는 사실을 거의 알지 못했겠지요.)

‖

이제 저는 숙녀분들에게 할 말 한마디와, 수습 간호사분들에게 할 말 한마디가 있습니다. 무엇을 먼저 얘기해볼까요?

숙녀분들은 자신들의 지적 특혜를 더 추구하나요? 아니면 공부를 해야 할 때 게으름을 피우나요? 크로프트 씨의 시험의 답안을 쓸 때의 표현력을 기르고 있나요?

이분들은 다른 사람들을 훈련시킬 것인 미래의 지도자라고 자임해야 하지 않나요? 그리고 이것을 매해의 훈련 전체에서 명심하여 그럴 자격을 얻을 수 있도록 해야 하지 않나요? 어떻게든 책임을 추궁 당하지 않고 일년을 끝내는 것이 아닙니다. 왜냐하면 매 해는 모두에게 도장을 남기기 때문입니다. 이것은 숙녀분들 뿐만이 아니라 간호사분들도 마찬가지 입니다. 그리고 한 번 지나간 것은 다시 되찾을 수 없어요.

특별 수습 간호사분들에게는 한 마디 더 해도 될까요?

우리는 미래에 책임자 위치에 있게 되면 모두 중요한 공부할 시간에 온전히 우리자신을 내맡겨야 함의, 강의 노트를 주의 깊게 쓰는 것의, 모든 전형적 케이스 그리고 관찰력을 늘리기 위해 전형적이지 않아 흥미로운 케이스들의 노트를 별도로 작성하는 것의 중요성을 충분히 조사하나요? 이런 케이스들을 이해하기 위해서 그것들이 설명된 책을 읽고 내과의와 외과의가 학생들과 라운딩을 할 때 하는 발언을 귀 기울여 들어 (아무도 보지 않는 나중에 정확하게 기억하기 위해서 몰래 노트를 작성하세요) 스스로 돕는 것의 중요성을 염두에 두나요?

그리하여 우리는 우리 힘으로 능숙해질 수 있는 모든 일들을 하도록 합니다. 단지 증상만 아는 것이 아니라 그런 증상이 "왜 그런지 원인"을 알고, 왜 이러저러한 조치들을 취해야 하는지에 대해서 아는 것으로. 그리고 이내 언젠가 다른 사람들이 "왜 그런지 원인"을 알도록 훈련시킬 수 있을 때까지 이렇게 하여야 합니다.

많은 사람들이 말하기를, "우리에겐 시간이 없다. 병동에서의 일은 시간이 남지 않는다"라고 합니다.

하지만 우리가 일을 함에 있어 호의가 있고 우리 자신에게 "왜 그런지 원인"을 배우는 노고를 들이는 것보다 실질적인 일이 더 좋으면 이는 쉽게 병동의 단조롭고 힘든 일로 변질됩니다. 조심하지 않으면 몇몇의 간호사들이 여러분을 따라잡을 것입니다.

병동에서 하루에 십분 동안 여러 가지 대충 쓴 후, 정서(正書)하세요. 병동에서 정시에 돌아와 이렇게 할 시간을 갖도록 하는 겁니다. 십분 간 부산스럽게 하는 것보다 같은 십분 간 사례를 적고 병동에서 있었던 일들에 대한 기억을 대충 써보는 것이 훨씬 도움이 됩니다. 여러분이 부탁만 하면 수녀님들이 이 시간을 줄 것이라고, 또 병동을 제시간에 뜨게 해줄 것이라고 확신힙니다.

그런데도 여러분은 이것이 종교적인 임무라고 생각하지 않으시나요?

이런 관찰들은 종교적인 명상입니다. 왜냐하면 종교에서 최고인 부분은 신의 인간에 대한 자애를 모방하는 것 아니겠습니까? 그리고 만약 여러분이 특히나 이 직업에서 여러분의 직업을 완전히 이해하지 않는다면 이 일을 어떻게 하겠습니까? 그리고 이를 하기 위한 모든 공부가 종교적인 사색이 아니겠습니까?

이를 하지 않는다면, 다른 사람을 훈련시키려고 할 때 여러분이 하는 이 일의 이유를 한번도 배우지 않고서 환자들을 느릿느릿 대충 다루기나 하게 되지 않겠습니까?

(저는 "카드"에 관한 이야기는 하지 않겠습니다. 왜냐하면 저는 여러분들이 그것들을 쉽게 읽을 수 있으리라고 장담하기 때문입니다.)

언제나 우리들을 위해 이것저것 마련할 것을 생각하시는 우리 소중한 양호교사님이 여러분들에게 표제가 인쇄된 사례 용지를 나눠줄 것입니다. 이것을 바르게 사용하는 것은 단순한 매일의 필수가 될 뿐만 아니라 여러분에게 아주 쉬운 일이 될 것입니다.

2. 그리고 간호사분들에게 : 그들은 아마도 단지 여기에서만, 평등을 이유로 교육받은 귀족자제분들과 같이 배치되었습니다. 그들이 "우리는 그들만큼 잘해"라는 생각으로 감사한 마음을 보여주나요? 그렇지 않다면 복종과 존경, 그리고 귀족자제분들이 받은 교육으로부터 이익을 보려고 노력하는 식으로 감사함을 표시하나요?

이 두 경우 모두 우리는 알고 있습니다. 우리는 간호 수습생들이 귀족들에게서 힘든 일을 대신 해주며 "보호하고", 귀족들은 그들의 교육을 도와주면서 이를 갚아주는 경우가 있습니다.

그리고 우리는 그 반대도 알고 있습니다.

또한, 간호 수습생들이 양호교사들이 알려주는 일기를 적고 사례를 기록하는 법에 관한 훌륭한 수업에서 그 기회를 활용하고 있나요?

아주 적은 간호 수습생들이 크로프트 씨의 강의에서 필기를 합니다. 그의 수업을 활용하지 않는 사람들에게 그의 수입을 듣게 해 주는 것은 크로프트 씨에게 공평하지 않아요.

3. 그리고 다른 할 말이 있습니다 : 우리 **"요양소"에 파티가 열리고 있나요?**

우리 제발 우리만의 관심사에 완강해지지 말고 넓게 볼 수는 없나요!

수녀님들과 양호교사님, 그리고 다른 권위 있는 사람들이 하는 말을 유세하고 오해하는 일이 많이 있나요? 그들이 말하고 행동하는 모든 작은 것들까지도? 끼리끼리 윗사람에 대한 이야기를 하면서 (그리고 그들을 더 잘 알게 되고 난 후에는 우리가 모두 틀렸다는 사실을 알게 되지요)?

우리는 훈련 중 이런 우리가 하고 싶은 대로 하려는 의지가 자제되지 않으면 뭐라고 듣지 않더라도 우리가 훈련될 수 없다는 사실을 모두 알아야 합니다.

너무 질문을 많이 하지 마세요. 비판의 정신은 무지와 함께 가지 않습니까? 여러분 중 일부는 전부 "무책임의 반대"에 있나요? 언젠가, 여러분 스스로 책임을 지게 되면, 제가 하는 말이 무슨 뜻인지 이해할 것입니다.

그렇다면 귀족자제분들은 간호 수습생들을 여기서 도울 수 있지 않나요? (1) 그들이 비판하지 않도록 하는 것, 그리고 (2) 끝나면 친절한 말로 확인하는 것.

여러분에게 이것과 관련한 실제 이야기를 들려 드리겠습니다.

어떤 큰 대학에서 질문들이, 학생들이 이해는 하지만 완전히 이해하지는 못한 대학의 행위에 대하여 뜨겁게 달궈졌습니다. 어느 아침, 교육감이 회관에 들어서서는 젊은이들의 학구열을 칭찬한 후, 말했습니다. "오늘 아침 짐꾼 둘이 일을 하던 와중에 제 책상에 있던 그리스어 책을 집어 들고는 나누는 이야기를 들었습니다. 하나는 그것을 읽으려고 하였고 다른 하나는 책을 뒤집어 들어야 읽을 수 있다고 말했습니다. 둘 다 어느 쪽이 정방향인지도 동의할 수 없었지만 어느 누구도 그것을 읽을 수 없었음에도 둘 다 그리스어에 대해서 논쟁을 할 능력이 있다고 생각했습니다. 둘이 주먹다짐을 할 것 같아서 결국 각각 다른 심부름을 보냈습니다."

다른 말은 더 더해진 것이 없습니다. 학생들은 웃은 후 각자 갈 길을 갔지만, 그 이야기의 교훈을 잘 이해했습니다. 그리하여 그 날부터 학생들은 대학의 일정과 윗사람에 대해서나 그들 자신의 규칙과 규율 문구에 대해서 적게 질문하고 적게 다투게 되었습니다.

"우리에 비해서 너무 높은 것들"에 대해서 의심이 들기 시작하면 이야기에서 짐꾼들이 그리스어 책이 거꾸로 뒤집혔는지 여부에 대해서 옥신각신한 것에 대해서 생각해 보기로 합시다.

우리는 끊임없이 우리의 작은 세계의 판단에 있어서 실수를 합니다. 우리는 우리가 냉혹하게 취급을 받거나 오해 받았다고 상상합니다. 혹은 동료 수습 간호사가 우리를 비웃는 것을 참을 수 없어 합니다.

제 말을 믿으세요. 이런 골칫거리들이 우스워 보이고 우리가 왜 이런 것들의 제물이 되었는지 상상하기도 어려울 때가 올 겁니다. (여러분들 중 한 명이 저에게 직접 이랬다는 이야기를 했습니다. 그는 지금 성 토마스 병원을 떠나서 다른 곳에서 일하고 있지요.) 그런 것들을 되씹고 감성적이 되지 맙시다. 이런 것들은 상식으로 대해야 합니다. 우리의 시간 중 이런 사소한 것들에 울적해 하느라 얼마나 시간이 허비되는데 반해서 죄악에 대한 진정한 슬픔과 발전을 위한 진정한 투쟁에는 얼마나 적은 시간을 소모하는지요.

4. 규칙과 우리 윗사람에 대한 순종에 대하여 말해보겠습니다. 지구상에서 가장 효율적이었던 사람이 말하기를 "진정한 복종은 명령만

을 따르는 것이 아니라" 우리에게 명령을 줄 권리가 있는 자의 "의도도 따르는 것이다"라고 하였습니다. 당연히 이것은 뻔한 말입니다. 문제는 어떻게 하느냐 입니다. 이것은 투쟁이므로 우리를 사소한 것에서부터 떠올라 신과 그의 지휘를 우러러볼 수 있게 도와주는 용감하고도 두려움을 모르는 영혼이 필요합니다. 오, 죽을 때가 되면 남들을 신경 쓴다고 나 자신은 신경 쓰지 못한 것 때문에 얼마나 애석할까요. 다른 사람의 양심의 밭을 판다고 우리 자신의 밭은 놀렸다는 사실 때문에! "에드워드" 병동에서 간호를 하려고 하는 "레오폴드" 병동의 간호사가 자신의 "레오폴드" 환자들은 방치한다면 우리는 뭐라고 해야 할까요? 그것이 우리가 하는 행동들 입니다. 아니면 우리는 자신의 손은 씻지 않고 환자들의 손을 씻겨야 할까요?

우리는 남의 이야기가 아닌 우리 자신의 이야기를 해야 합니다. 자신의 손이 더러운지 보듯이 우리 자신의 양심을 들여다 봅시다.

우리의 드레스를 우리는 돌봅니다. 그런데 무슨 말을 하는 지는 돌보나요?

하느님에게 드릴 수 있는 것이 아니면 말하지도, 행동하지도 않는 것이 매우 좋은 규칙입니다. 그렇다면 우리는 그분에게 험담, 사소한 추문, 허위, 희롱, 부당함, 나쁜 성정, 나쁜 생각, 질투, 수군거림, 불편불만을 드릴 수 없지요. 우리는 이렇게 저지르는 모든 피해의 책임을 진다고 생각하나요?

속담에서처럼 마치 태양에게 내가 세상을 대신 밝힐 테니 비키라고 하는 것 같은 참견하기 좋아하는 사람이 안절부절 못하고, 소문을 내고, 부산스럽게 하고, 언제나 위세를 부리고 싶어하고, 언제나 자기 생각만 하는 모습을 보세요.

그에 반해 그 동안 우리는 신에게 하듯이 행동하고 말할 수도 있습니다!

너무도 많은 불완전함이 있습니다. 자기애에 대한 생각이 너무 많고, 우리의 가장 좋은 행동에 너무 많은 이기적인 만족감들을 섞어 넣습니다! 그런 행동들을 신에게 바칠 수도 있는데 말입니다. 이 얼마나 아깝습니까!

5. 숙녀분들, 혹은 다른 사람들을 훈련시키고 돌보게 될 분들에게 한 마디 더 하겠습니다.

병동이나 "요양소"의 수녀가 될 사람은 어떤 사람이어야 할까요?

우리는 그의 고귀함과 소박함을 봅니다. 그렇게 보이는 것이 아니라 그러한 것입니다. 이 세상에 명성이나 보상도 없습니다. 찬송가에서 말하듯이, 품위가 아닌 단지 "의로움"의

"옷을 입고" 있습니다. 종종 돈이나 웅변, 힘의 재능이 없지만 절대 어떤 사람으로 보이는 지를 어떤 사람인지에 비해서 더 중히 여기지 않습니다.

그리고 그가 더욱이 더 높아진다면, 그는 자신이 이사야서 1장 3절의 위대한 예처럼 타인의 죄와 슬픔을 마치 자신의 것처럼 짊어지는 것과 같은 일을 하는 것을 깨닫게 될 것입니다. 그와의 상담은 종종 "경멸 당하고 거부"되지만, 그는 화내기 위해서 "입을 여는" 일은 없습니다. 그는 "도살장으로 가는 어린 양처럼 끌려"갑니다.

사랑을 제일 잘 하는 사람이 가장 잘 다스릴 수 있습니다. 그리고 그가 담당하는 사람들에게 어리석게 아무것이나 할 수 있게 해주는 것으로 사랑을 보여주는 것이 아니라 그들을 위한 진정한 관심, 최고의 이익에 대한 관심을 가지는 것으로 사랑을 보여줍니다.

그의 결연함은 과민한 성급함으로 변질되어서는 안됩니다. 그리고 이러한 의미에서 여러분들이 간호사가 되면 언제나 야외에서 운동시간을 가지고, 월차와 연차를 쓰기를 충고 드립니다.

여러분들이 담당하는 사람들의 일에 대한 판사가 될 것이지, 탐정이 되지 마세요. 여러분의 탐정은 "의심과 발견에 있어서 놀라울 정도"지만, 종종 틀리고 어리석게 모든 사람들이 나쁘다고 상상합니다.

선지자들이 말한 것처럼, 수간호사는 반드시 정제기의 불의 시험을 통해야 합니다. 많은 시험을 거쳐야 합니다. 그리고 거기서 흠집 없이, 그 자신과 규율을 온전히 지휘할 수 있는 사람으로 나와야 합니다. 절대로 화를 내서는 안됩니다.

그는 명령을 하기 위해, 혹은 자기 자신을 위해 명령을 하는 것을 멈추기 전까지는 절대로 간호를 잘 할 수 없습니다. 간호를 받아야 하는 사람들을 위해서만 간호를 하기 전까지는 간호를 잘 할 수 없습니다. 이것은 자제의 가장 높은 실천입니다. 하지만 이것이 없이는 그가 맡은 간호는 망할 수밖에 없습니다.

우리는 그러한 간호사를 하나라도 알고 있나요?

그는 불공평하지 않고, 공평해야 합니다.

여기서 공평함은 모든 사람들이 자기 할 일을 하는 것이고,

불공평함은 모든 사람들이 다른 사람의 일을 하는 것입니다. 이것은 모든 일에서 가장 확연한 것입니다. 그리고 바로 이런 이유로 한 번도 발각된 적이 없습니다. 불공평함은 참견하는 버릇이고, 선을 긋고 봉사를 하려고 하는 다른 사람의 일을 자기가 하는 것입니다. 이것이 불공평한 간호입니다.

신중함은 자신의 간호를 가장 완벽하게 하는 것입니다. 완벽을 지향하는 것이 전부입니다. 이것이 성서에서 말하는 "신과 그의 공정함"입니다.

그리고 우리 모두 각자의 하찮은 방법으로 통치자가 아닌 각각의 구제자가 되어야 하지 않겠습니까? 하느님의 아들이 통치를 하려고 하셨습니까? 오, 내 친구들이여, 여성들을 야단치지 마세요. 그들에게 "부드럽게 간청하고" 당신을 알게 되면 그들은 완전히 다른 사람이 될 것입니다. 자기를 사랑하는 여성을 누가 싫어합니까? 질투심이 없는 자를 누가 질투합니까? 누가 절대로 옥신각신하지 않는 사람과 옥신각신 싸웁니까? 이것은 당신의 환자들, 병동 잡역부들, 동료 간호사들, 그리고 담당들을 전환시키는 본보기입니다. 이것은 세상을 전환시키는 본보기입니다.

그리고 이분들이 자기 하고 싶은 대로 하지는 않겠지만, 저기 수간호사님이나 수녀님들은 모두의 공익을 위해서 일해야 하지 않나요? 미래의 양호교사, 수녀, 또는 간호사에게 줄 수 있는 가장 나쁜 격언은 "내가 하고 싶은 대로 한다"입니다. 이것은 지휘가 아니라 무질서지요. 악에게 힘을 주는 것입니다.

지휘를 하는 사람은 지휘를 하고 싶은 사람이어서는 안됩니다.

가장 알맞은 사람은 종종 지휘를 하는 것이 가장 지휘를 하고 싶어하지 않는 사람입니다. 하지만 만약 필요해 지면, 그는 신의 전언을 받아들입니다. 그리고 그는 이제 자기 머리 속, 자기 만의 천국과 지옥을 만드는 생각에서 벗어나야 합니다. 왜냐하면 만약 그가 다른 사람들을 위해서 천국을 만들지 않으면 그가 맡은 것들은 곧 다른 것이 되기 때문입니다.

그는 절대로 흥분해서는 안됩니다. 그러므로 저는 여러분에게 규칙적일 것과 시간을 엄수할 것, 그리고 절대 서두르지 않을 것을 강조하는 것입니다. 흥분을 자주하는 사람은 제일 진심이 아닌 사람들입니다. 자기 간호사들, 환자들, 또는 병동 잡역부에게 사나운 사람은 그들의 위에 있지 않습니다. 그는 그들보다 아래에 있습니다. 그리고 병동 사감이 자기 환자나 간호사들에게 거칠게 굴더라도 그는 그들보다 우월하지 않습니다.

무지만큼 몰염치한 것도 없습니다. 매일 밤 잠들기 전에 우리 자신에 대한 지식이 우리에게 알려지도록 합시다. 찬송가에서 말하기를, "침상 위에서 네 심장과 교감하라, 그리고 가만히 있으라"라고 합니다. 병자와 죽어가는 사람들 사이에 있는 우리들이 매일 밤 신과 친구가 되지 못하고도 만족할 수 있을까요?

미래의 수녀는 주인도, 하인도 아니지만 그의 수하에 있는 모든 여성들과의 친구입니다. 자기 자신의 주인이 되지 못하면서도 다른 사람의 주인일 때, 그의 질투심 많고 신의 없는 성정은 명령을 할 때마다 자랍니다. (오, 부디 우리 중 누구도 이런 일이 없기를 바랍니다!) 모든 사람에게서 모든 것을 바라고, 그럼에도 누구에게서도 그것을 받는 법을 모릅니다. 언제나 두려움, 혼돈, 의심, 산만함에 빠져있어 그는 점점 믿지 못하고, 선망하며, 부당하고, 자기 자신과 남들의 비참함의 원인이 됩니다. 자기 자신에 대한 통제를 하지 못하고, 자신의 성정을 스스로 부리지 못하는데 어떻게 다른 사람의 위에서 그들을 더 좋은 규율로 통제할 수 있겠습니까? 하지만 자기 자신의 가장 당당한 주인인 여성만이 다른 사람의 책임을 지는 위치에 적합합니다.

이것이 바로 훈련과 교육, 감독, 관리의 의도입니다. 자제력을 주고 간호사들을 더 높은 기준으로 훈련시키는 것, 그리고 이것들이 얻어지면 여러분들은 세상으로 안전하게 떠날 수 있게 될 것 입니다.

하지만 간호를 하되, 우리 안에서 매일 태어나야 하는 "아기 예수"를 돌보지 않는 사람은 빈 주사기와 같습니다. 공기만 뿜을 뿐이죠.

미래의 수녀는 통치자의 마음이 아닌 구세주의 마음을 가져야 합니다 .
의도적이지 않게 잘못을 한 부당한 여성과 이치를 따지도록 하세요. 그는 상황에서 최선의 조언인 좋은 조언을 주는 법을 알아야 합니다. 애통해하기보다 치료법을 찾을 줄 알아야 합니다. 그들 자신을 더 나은 사람으로 만드는 것만이 상황을 "개량하는" 것이라고 여겨야 합니다. 그는 이사야서에서 말하는 것처럼 "악을 거부하고 선을 선택하는 법"을 알고 가르쳐야 합니다.

그는 그 자신과 다른 사람을 위하여 진실과 정의에 대한 철의 의식이 있어야 하고, 그들에 대한 사랑과 자선행위에 있어서는 금과 같은 의식이 있어야 합니다.

미래의 수녀가 지휘권을 사고력과 사랑의 힘과 결합시킨다면, 그 자신과 타인을 흔한 감정을 무시하지 않고 흔히 있는 흔한 자아를 더 높은 곳으로 들어올릴 수 있다면, 어떤 필요한 개혁이던 일년이나 한 달로 끝내버리려고 하지 않고 서두르지도 않고 미적거리지도 않으면서 차근차근 계획하고 달성할 수 있다면, 그는 진정으로 "수녀"입니다.

미래의 수녀님이나 수간호사님은 사물의 작은 일부만 보지 않고, 그 자신의 사소한 호불호만 보지 않아야 합니다. 그는 다비드가 말했듯이 "신으로부터 안식을 찾아야" 합니다. 그는 자기 자신의 작고 하찮음에 비해서 더 크고 현실의 세계가 있음을 알아야 합니다. 그리고 그는 그의 간호사들과 친구여야 할 뿐만 아니라 어느 정도 간호사들을 자기 자신과, 남들과, 그리고 신과 화해시키는 천사가 되어야 합니다.

Ⅲ

이것들이 다른 사람에게 하는 이야기라고 생각하지 말고

자기 자신에게 하는 이야기라고 생각하도록 하세요.

여러분 중 하나가 저번 연설 후 저에게 뭐라고 했는지 말해 드릴까요? "우리가 선교사인 줄 아세요?"라고

저는 거기에 아무리 노력해도 선교사가 되지 않기는 힘들 것이다라고 대답합니다. 선을 위한 선교사가 있는가 하면 악을 위한 선교사도 있지요. 여기서 여러분이 선택을 할 수 있나요? 여러분의 환자들과 여러분 자신들 사이에서 선의 선교사가 될 것인지, 악의 선교사가 될 것인지 정해야 하지 않을까요?

그럼, 먼저 여러분의 환자 사이에서부터 말해보겠습니다.

병원 간호사는 다른 여성들이 가지지 못한 환자들에 대한 책임자의 위치에 있습니다. 일단, 어떤 여성도 다 큰 남성의 책임자가 되지 못합니다. 오, 그들에게 진정한 여자가 어떨 수 있는지 보여주기 위해서, 특히 야간 간호사들은, 얼마나 조심해야 하는지! 간호사의 행동은 환자의 나이를 불문하고 날카롭게 면밀히 감시 당하고 있습니다. 그가 완벽히 순수하고 꼿꼿하지 않으면 그들은 틀림없이 압니다.

또한, 병원 간호사는 그들이 몹시 주변환경의 영향에 민감한 때인 나약하고 불안하고 죽어가는 순간의 사람들을 책임집니다. 간호사는 자기가 원하던 말던 그들에게 낙인을 남깁니다. 그리고 이는 주간 간호사보다 야간 간호사의 경우 더욱 그렇습니다.

마지막으로 만약 간호사에게 소아 환자가 있는 경우에는 그는 아마도 그들의 인생에서 처음이자 마지막으로 병원에 오는 안 좋은 상태인 아이들의 절대적인 책임자입니다.

너무 많은 사람들이 눈치채지도 못하고 아이들을 스쳐 지나갑니다. 그 아이의 인생의 행복이나 불행이 한 번의 친절한 행위로 결정되기도 합니다. 좋은 본보기를 주는 것이죠. 한 가난한 여인이 이러한 상황에 처한 자기 자식에 대한 이야기를 한 적이 있습니다. "수녀님이 이 아이가 천국을 바라볼 수 있게 해주셨습니다. 그 후로 절대로 뒤돌아 보지 않아요." 우리는 그들이 다른 방향을 보게 한 적이 있습니까? 여기서 말한 이 아이는 죽어갈 때 자기 자신을 위해 저축해둔 반 펜스를 "아무도 곁에 없는" 다른 죽어가는 아이에게 주었습니다. 저는 그런 것이 있다면 이것이 "영웅적인 미덕"을 실행하는 행위라고 부르겠습니다. 그리고 이런 행위는 우리가 앞서 말한 안 좋은 상태일 때 행해진 것입니다.

반면, 우리는 아프고 힘든 아이들에게 연민을 보여 줘 마치 천사와 같이 "천국을 바라보게" 하는데 그 자신의 나쁜 버릇과 나쁜 성정, 불공정함, 불친절함과 불공평함, 거침과 똑바르지 못함으로 그 아이를 반대편으로 가게 하는 것 만큼 극악무도한 것을 알고 있나요?

아주 좋은 남자가 저에게 말한 적이 있습니다. 어린 병원 환자들 안에서 그는 구해야만 할 영혼을 본 것 뿐만이 아니라 그 아이가 겪을 수 많은 다른 영혼들을 보았다고요. 왜냐하면 가난한 자는 다른 사람에게 많은 것을 할 수 있고, 그들 사이를 오가는 어떤 사람들은 하지 못하는 것을 할 수 있기 때문입니다. 하느님이 선택한 최고의 선발대를 꾸린 계급처럼, 모든 아이들은 국내 전도사가 될 수 있는 요건을 갖추고 있습니다.

사도들은 어부와 일꾼들이었습니다.

데이빗 리빙스턴은 방직공장 직공이었습니다. 그는 모든 어린 빈곤한 부랑자에게서 그들이 아니면 그 누구도 무신론적이고 부도덕한 집들로 짊어지고 들어갈 수 없는 신의 본보기(혹은 그 반대)를 보았습니다.

여기서 반복하지는 않겠습니다. 왜냐하면 우리는 여성, 특히 간호사는, 목사나 사제로서 선교사는 아니지만 개인의 조용하지만 분명히 존재하는 인격의 영향으로 선교사가 된다는 사실을 충분히 납득하고 있으니까요.

길도 없는 사막의 1500마일을 따라 그의 흑인 하인들이 그리스도교인 그 누구도 본 적 없는 영웅적인 행위입니다. 그의 시체를 옮겨와 이번 봄 웨스트민스터 대성당에 묻힐 수 있게 된 데이빗 리빙스턴에게 어떤 말보다 이런 것이 비교할 수 없는 영향력을 주었습니다.

우리 중 일부는 그를 알았습니다. 우리 수습 간호사 중 하나는 그와 1862년에 사망한 그의 부인, 그리고 매켄지 주교와 함께 아프리카에 있는 선교소에 있었습니다. 그는 우리가 다시는 볼 수 없을 정도로 상당한 여행가이자 선교사였습니다. 하지만 우리의 작은 영역 안에서 그의 영향력은 어떤 것이었는지요.

간호사는 항상 변화하는 병동에서 그를 지나쳐 가는 사람들의 수를 생각하면 여행가와 같습니다. 그리고 리빙스턴이 말하곤 했던 것처럼, 여행가의 발자국에는 그 자신도 어떻게 할 수 없이 문명의 선과 악이 따라다니기 때문에 간호사는 여행가와도 비슷합니다. 왜냐하면 간호사의 경우도 마찬가지이기 때문입니다. 그리고 선교활동은 간호사 자신이 원하든 원하지 않든, 여행의 배경인 것처럼 간호의 배경입니다. 여행가는 자기 자신을 선교사라고 부를 수도, 부르지 않을 수도 있습니다. 하지만 그는 선을 위해서든 악을 위해서든 선교사입니다. 이는 간호사도 마찬가지 입니다.

리빙스턴은 선교사라고 생각하면 사람들은 성서를 한 손과 등에 멘 모습을 상상한다고 말하곤 했습니다. 그는 진정한 선교사라면 선교사가 자기 자신 안에 존재해야 그 영향을 줄 수 있다고 했지요. 그리고 덧붙였습니다. "만약 내가 한번이라도 청렴함이나 올바름에서 부족함이 있었다면 원주민들은 저를 두 번 다시 신뢰하지 못했을 것입니다. 아니, 가장 부정하고 가장 똑바르지 못한 자들도 마찬가지 입니다. 그리고 저의 어떠한 영향력도 영영 사라졌을 것입니다." 그가 죽은 뒤에도 그의 영향력은 여러분도 알다시피 얼마나 대단한지요.

그러므로 여러분은 여러분이 원하든 원하지 않든 서로에게 선교사입니다.

우리는 여기에서 만든 친구에 대해서만 생각하면 됩니다. 여러분은 여러분의 친구에게 선의, 아니면 악의 선교사가 되겠습니까? 여러분은 무관심, 이기심, 행동의 경박함, 방종의 선교사가 되겠습니까? 아니면 여러분의 친구와 환자들에게 작은 것에서 까지 드러나는 종교와 임무에의 고귀한 헌신의 선교사가 되겠습니까?

여러분은 죽어가는 아이가 자기보다 더 가난한 아이를 위해서 열심히 모은 반 펜스를 주는 것 같은 일과에서의 "영웅"이 되시겠습니까?

리빙스턴은 언제나 죽어가는 가난하고 늙은 스코틀랜드인이 임종 시에 자기에게 말한 것을 기억하고는 했습니다. "이보게, 자네, 종교를 잠깐씩 흥나서 하는 것이 아닌 평생 매일의 일로 만들게. 그렇게 하지 않으면 유혹이나 다른 것들이 자네를 사로잡을 걸세."

종교를 "평생 매일의 일로 만드는" 간호사는 아무 말을 하지 않더라도 "선교사"입니다. 그렇게 하지 않는 사람은 아무리 많은 말을 하더라도, 입으로는 얼마나 좋은 말을 내뱉더라도, 리빙스턴이 말한 것처럼 성서를 한 손에 들고 등에 메더라도 선이 아니라 악의 선교사입니다.

세상을 많이 본 제 말을 믿으세요. 우리가 여러분에게 공부를 할 시설을 주지만 여러분 자신의 임무를 완수하여 "영웅적인" 느낌을 비치하고, 최선을 다 하는 것은 여러분입니다. 이것이 없으면 어떤 시설도 안전하지 않고, 이것이 없으면 훈련학교는 소금을 뿌리지 않은 고기와 같습니다. 여러분이 우리의 소금이 되어야 합니다. 소금 없이는 문명은 부패일 뿐이고, 모든 교구는 죽은 기관일 뿐입니다.

여러분에게 현존했던 성직자 중 제일 유명한 사람의 이야기를 해드릴까요? 사람을, 특히 아이들을 관리하기 위해서는 그들에 대해서 신에게 얘기 하는 것이 그들에게 신에 대해서 이야기 하는 것보다 더 필수적이었다고 합니다. 유명한 전도사가 그런 이야기를 했다면 한 여성에게는 얼마나 더 필수적일까요?

성서의 최고 번역가(다른 언어의)였던 다른 배운 성직자가 말했습니다. "어떤 작은 변칙의 개선에 있어서 웅변보다 기도에 기대야 합니다. 왜냐하면 기도를 통해서만 웅변의 진정한 순간을 알 수 있게 되기 때문입니다." 인류의 위대한 지도자가 이런 말을 했다면 일개 간호사는 얼마나 더 그럴까요?

슬슬 마무리를 지어야겠습니다. 더 할말은 이미 했고 더 덧붙일 것이 없기를 바랍니다.

신이 없으면 우리는 무엇입니까? 아무것도 아닙니다.

"하느님 아버지, 그 이름이 영광스럽게 하소서!" 그의 이름이 어떻게 영광스럽게 되겠습니까? 우리가 그의 길을 따를 때 우리는 그의 영광이 됩니다. 그렇다면 우리는 중요한 뭔가가 되지요.

그리스도교는 무엇입니까? 예수 그리스도 같이 되는 것입니다.

그렇다면 그리스도 같이 되는 것은 무엇입니까? 고교회, 저교회, 비국교도, 동방정교회가 되는 것입니까? 아닙니다. 그것은 신을 위해서 살고 신을 우리의 목적으로 삼는 것입니다.

Ⅳ

런던, 1875년 5월 26일.

소중한 친구들이여, 제가 길게 쓸 수 없어 올해 보내는 편지는 좀 짧아야 하겠습니다. 하지만 좋은 말은 언제나 짧지요. 가장 좋은 말. 예수 그리스도의 말은 가장 짧았습니다. 우리가 하는 말은 언제나 그의 메아리이군요!

　그렇다면 우선,

　우리에게 필요한 것은 무엇입니까? 마음 깊은 곳에서부터 높은 기준을 가지는 것입니다. 이것이 없고, 기초를 다지지 않으면 디테일을 쌓아 올리는 것은 큰 도움이 되지 않습니다. 그것은 마치 눈과 손이 없이 간호를 하려는 것과 같습니다. 누군가 말했지요. 만약 유사(流沙)로 기초를 쌓으면 그 위해 집을 지을 수는 있겠지만 그 집은 무너질 것이라고. 하지만 단단한 땅에 집을 지으면 그것은 뿌리 박혀있고 그리스도에 기반하고 있다고 부를 수 있는 것입니다.

200년 전 프랑스에서 큰 박해가 있었을 때 (그 때 여기 스피탈필즈로 넘어와 자리잡은 신교도들 뿐만이 아니라 누구든 더 높고 정신적인 종교를 가진 사람들 모두) 그리스도교 교회에 영향을 미치고 양심을 지키기 위해 두 번의 징역을 견딘 귀족 여성이 있었습니다. 그에게는 우리의 것과 비슷한 간호 일과 가난한 사람들을 위한 시설이 있었는데, 간호 수습생이 규칙을 준수하고 일을 하는 것이 단지 습관일 뿐이 아니라, 신 그 자신에게 뿌리내리고 기반한다고 수습생 스스로 생각하기 전까지는, 그가 본보기의 지원과 크고 친숙한 공동체의 동료애, 동료들의 동정심과 찬양. 그 자체로 좋은 일이지만, 우리를 그리스도의 삶과 같은 삶을 살게 해주지는 못할 것들 없이 견딜 수 있지 않으면 수습생을 받지 않았습니다. 그리고 하느님이 직접 만드시는 그 어떤 여성도 이 외로운 길에서 어떤 시점에 시련과 시험을 거치지 않는지 의심스럽습니다.

들어가기 전에 고심하고 이 시설에 위와 같은 조건으로 들어간 한 프랑스 왕녀가 거기에서의 경험을 글로 남겼습니다. 그리고 그는 감옥과 형벌로 10년을 보내며 그가 어디에 "뿌리 내리고 있고 기반하고" 있는지 잘 보여줬습니다.

우리는 이런 깃들을 견딜 필요가 없습니다. 우리는 너 온화한 시대의 제비를 뽑았지요.

하지만 늙은 여인의 경험을 빌어 말씀 드리겠습니다. 저는 우리의 시대, 우리의 일만큼 신에 뿌리박고 기반해야 하는 시대나 일을 기억하지 못합니다.

"나는 그분의 것입니까, 아니면 그렇지 않습니까?"라는 찬송가의 질문을 기억하시지요? 만약에 내가 그렇다면 저는 이것이 우리의 "신 안의 그리스도와의 숨은 삶"이라고 불리는 것입니다. 우리는 모두 외부에 보이는 일하는 삶과 별개로 우리 안에 "숨은 삶"이 있습니다. 만약 우리의 숨은 삶이 수다와 망상으로 가득 차 있다면 우리의 외부의 삶은 그것의 열매가 될 것입니다.

"열매로 그것을 알게 될 것이다"라고 그리스도가 말씀하셨습니다. 예수 그리스도는 좋은 간호사를 아십니다. 말을 잘하는 사람은 그리스도가 아는 좋은 간호사가 아닙니다.

만약 우리의 숨은 삶이 "하느님 안의 그리스도와 함께"라면, 그것의 열매로 우리는 알 수 있을 것입니다.

"하느님 안의 그리스도와 함께" 산다는 것은 무엇입니까? 그것은 그리스도의 성령과 함께 하는 것입니다. 실존하든 상상이든 나에게 가해진 피해를 우리의 동료와 우리 위아래사람들로부터 용서하고, (이런, 용서를 말할 정도면 우리가 받은 피해는 얼마나 작은 것인가요!) 정당함에 목말라하고, 즉, 우리가 의무를 다 해야 하는 대상인 위로는 하느님은 물론이고 동료 간호사들, 환자들, 양호교사들, 요양소 수녀님들, 그리고 강사들에 대한 의무를 완수하는 것입니다. 하느님만큼 경건하기를 기꺼워 하는 것은 신성하고, 하늘에 계신 우리 아버지같이 완벽하기를 기꺼워 하는 것은 우리의 병원과 훈련학교에서도 완벽합니다. 신의 훈련에서 신의 뜻 말고는 신경쓰지 않는 것입니다. 우리 자신보다 병자들과 동료 간호사에 더 주의를 기울이는 것입니다. 일에 있어서 예수님과 같이 활동적인 것입니다. 병동과 "요양소"에서는 그리스도 같이 유순하고 겸손한 마음을 갖는 것 입니다. 말썽을 다시는 부릴 수 없도록 하는 것을 포함하여 동반자들 사이에서의 중재를 하는 사람들. 하느님 아버지의 손에 우리의 영혼을 맡기는 것. ("저를 전능하신 하느님의 손에 맡깁니다"라고 찬송가에 나옵니다) 이것이 신 안의 그리스도와 함께 하는 삶입니다.

여러분은 윌버포스 씨에 대해서 들어본 적이 있을 겁니다. 그는 실망에 의해서만 이탈하여 오랜 기간 동안 끊임없이 활동한 끝에 노예무역의 폐지를 실행했습니다. 이것은 각국의 감시에 대한 영국의 가장 위대한 칭호 중 하나이지요. 노예제도는 리빙스톤이 말한 것처럼, 세계의 아물지 않은 상처입니다. (클락슨 씨와 제 할아버지는 그의 동료였습니다.) 누군가가 윌버포스 씨가 이것을 어떻게 했냐고 묻자, 제가 아는 누군가가 대답했습니다. "왜냐하면 그의 삶은 하느님 안의 그리스도로 숨겨져 있었기 때문입니다" 라고.

이보다 더 진실된 말이 없습니다. 그리고 만약 우리가 병동을 책임져야 하는 날이 와서 거기에 있는 어떤 잘못된 것을 "폐지"해야 한다면, 우리는 그와 똑같이 하느님 안의 그리스도와 함께 숨은 삶을 통해서만 가능할 것입니다. 그리고 어떤 남성도 여성도 그의 "숨은 삶"에 자기만족이나 사소한 모욕, 혹은 다른 사람이 자신을 어떻게 생각하는 가에 대한 것이 자리잡고 있으면 대단한 일, 심지어는 작은 일도 할 수 없을 것입니다.

우리에게는 세 명의 심판이 있습니다. 우리 주, 우리의 이웃, 그리고 우리 자신입니다. 우리 자신에 대한 우리의 판단은 아마도 일반적으로 너무 호의적일 것입니다. 우리 이웃의 우리에 대한 판단은 가끔 서로 너무 응석을 받아주는 친한 친구가 아니라면 너무 비호의적일 것입니다. 이렇다는 것을 알았으니 우리는 우리가 구하든 구하지 않든 언젠가 우리에게 주어질 신의 심판을 구하도록 언제나 기억해야 하지 않을까요? 그분은 누가 그의 간호사고 아닌지 아십니다.

이것이 "기반"을 쌓는 것입니다. 이것이 우리 간호사들에게 "신 안의 그리스도와의 숨은 삶"입니다. 성 바울은 말합니다. "기준을 따라 잡으려고 애써라." 다른 무엇도 간호에서 기준을 따라잡도록 해주는 것은 없습니다.

　"아무것도 등한시하지 마라. 가장 사소한 행동이 우리 자신에게 행해지거나 하느님에게 행해질 수도 있다." 우리가 언제나 흔한 일을 흔하지 않게 잘하기만 한다면 병동과 요양소의 우리 간호사들에 의해서 얼마나 많은 행동들이 낭비가 될까요!

　작은 것들은 중요하다. 작은 것들은 중요하지 않다. 우리는 이것을 우리 자신과 다른 사람들에게 자주 말합니다.

　그리고 양쪽 다 맞는 말입니다.

　모든 벽돌은 중요하고, 모든 조금의 회반죽 덩어리도 중요합니다. 이것들은 여러분의 집을 짓는 데 다 필요하기 때문입니다. 사슬은 그것의 가장 약한 연결고리만큼만 강합니다. 그러므로 모든 연결고리가 중요합니다. 그리고 간호에서 "작은" 일은 있을 수 없습니다. 우리는 뜻밖의 측면에서 겉으로 보기에는 작은 잘못으로 한 간호사의 인생이 얼마나 망쳐질 수 있는지 얼마나 자주 보았습니까! 이것으로 아마도 신의 간호 서비스에서는 작은 일이 있을 수 없다는 반증이 될 수도 있겠습니다.

하지만 우리 자신에 대한 봉사에 있어서는, 오! 얼마나 사소한 일들인가요! 이것들은 과연 전혀 중요하지 않습니다. 언젠가 봤을 때 이것들이 얼마나 작아 보일까요!

만약 세상 전부가 그를 칭송하게 되고, 그의 영혼을 자만심에 의해 잃게 되면 그 간호사는 무엇을 얻나요? 만약 전 세계가 우리 간호사들 편을 들지만 신은 그렇지 우리를 반대한다면 우리는 무엇을 얻나요?

이런 직업에서처럼, 모든 남성들이 우리를 칭송하면, 그것은 진짜로 위험합니다. 우리는 그렇다면 그분이 우리를 간호했다면 했을 방식으로, 그분이 구세주의 일을 하기 위해 신의 안에 있었던 것처럼 간호하기 위해서 우리가 "그리스도 안에 뿌리박고 기반하고" 있는지 살펴야 합니다. 나는 그분의 것인가요, 아닌가요?

이런 직업에서 우리가 우리 학교의 명성을 유지하지 않는 것 역시 진짜 위험입니다. 그것은 열매를 맺지 못하는 것입니다. 언젠가, 만약 우리가 적어도 희망만이라도 할 수 있다면,

그리스도가 우리 훈련학교에 대해서 그분이 그의 첫 번째 추종자에게 말했듯이 "너희는 이 땅 위의 소금이니라"라고 해 주시기를 바랄 수 있을까요? 하지만 오! 우리가 이것을 바라기는 하지만 그 구절의 끔찍한 결과에 대해서 한 순간이라도 잊지 않도록 합시다.

우리가 만약 가장 막연한 의미로라도 하느님의 간호 세계에서 "소금"이라고 불릴 수 있다면 절대로 우리의 "맛"을 잃지 않도록 조심하고, 조심하고, 또 조심합시다. 여러분도 잘 알다시피, 하느님이 한 여성에게 병동 전체를 정화하기 위해 "소금"이라는 명예를 주셨을 수도 있습니다. 한 여성이 그의 "맛"을 잃어서 병동은 "소금"이 없어지게 되고, 그러면 말로 다할 수 없는 피해가 발생했을 수도 있습니다.

우리는 우리의 친절한 의료 강사가 들인 노고에 대해서 깊은 감사를 표하고, 세심하게 주의를 기울여서 이 사실을 보여주어야 합니다. 이렇게 하지 않으면 발전은 없습니다.

모든 것에는 때가 있습니다. 훈련을 받을 시간과 훈련 받은 것을 사용할 시간 말입니다. 만약 우리가 여기에서의 일년을 허비해버렸다면 그 시간은 되돌릴 수 없습니다. 더욱이, 여기에 수습생으로 와서 상당한 돈을 들여 놓고는 (다른 사람들에 비해, 우리의 대다수가) 자기 발전을 우리 인생의 주된 업으로 삼지 않아 해가 지나갈 때가 되면 나아진 것은 별로 없고 오히려 처음 왔을 때 보다 더 나빠져서 나간다면 얼마나 아깝습니까! 그러한 하느님이 주신 최고의 선물인 시간과 기회를 낭비하고 그분에게 뭐라고 설명을 하겠습니까? "하느님이 과거에 것을 요구하시기 때문이다." 만약, 제가 어렸을 때 여러분이 가진 것 같은 병원 일 훈련을 받을 기회들이 있었다면 얼마나 간절하게 그 기회들을 살렸을지!

그러므로 "네 손이 찾아 할 일이 무엇이든, 네 모든 힘을 다해 하라". 일에서 성실하세요. 운동을 하고 제대로 휴가를 얻는 것에서까지도 성실하게 하세요. 우리 몸을 기준점에 맞추는 것[1] 역시 진지한 것이기 때문에 이것을 특히 미래의 양호교사들과 수녀님들께 말씀 드립니다.

전도사들이 종종 말하는 것처럼, 인생은 짧습니다. 그 말은 인생의 각각 단계는 그 단계에 해당하는 일이 끝나기도 전에 끝나기 쉽습니다.
우리 모두
행동하라 그리하여 내일
오늘보다 멀리 간 것을 보기 위해

---

[1] 중세 시대의 가장 위대한 시인들 중 하나의 말을 기억하시나요?

일에서는 성실하게 합시다. 왜냐하면 무엇보다 우리는 이 인생이 우리가 여기에서 어떤 사람이었는지 무엇을 했는지를 가지고 가는 또 다른 인생의 시작이라고 믿기 때문입니다. 왜냐하면 우리는 신과 함께 일하고 (이별의 명령을 기억하세요!) 그분이 우리의 일을 유지시키기 (이별의 약속을 기억하세요!) 때문입니다. 왜냐하면 죽음의 시간이 다가올 때, 우리는 우리가 인생을 완수했고, 우리에게 주어진 일을 끝내서 환자나 간호사나 우리에게 맡겨진 누구도 잃지 않았다고 생각하기를 원하기 (그리스도처럼) 때문입니다.

이별의 명령은 뭐였나요? 이별의 약속은 뭐였나요?

우리 간호사들은 예수 승천일과 오순절만 지켰습니다. 복음을 모든 생명체들에게 전도하기 위해서 승천일에 이별의 명령을 우리 간호사들이 기억해야 하지 않나요? 그리고 이별의 약속도요. "그리하여 보라, 세상의 끝까지 나는 너희와 항상 함께 있다."

그 명령과 그 약속은 사도와 제자들 뿐만이 아니라 모든 간호사들에게도 주어졌습니다. 각각의 병실과 집에 말입니다.

약속이 없이는 명령을 복종할 수는 없습니다. 명령에 복종하지 않고서는 약속은 지켜질 수 없습니다.

그리스도는 명령이 무슨 뜻인지 말씀해 주십니다. 그는 몇 번이고 반복하십니다. 우리로써, 우리라는 사람으로써 우리는 "복음을 전파해야" 합니다. 우리가 무슨 말을 하느냐가 아니라 무엇을 하느냐가 전도사입니다. "주여, 주여"라고 하지 않는 것입니다. 신의 이름으로 많은 사악한 일들이 벌어지고 말해졌기 때문입니다. 하지만 "그의 계명을 지키는 것", 이것이 그분을 "전도하는" 것입니다. 많은 "열매"를 맺는 것이지, 말을 많이 하는 것이 아닙니다. 성령은 우리가 말하기보다 침묵하도록 하시고 좋은 것을 말하고 쓰기보다 좋은 일을 하도록 하십니다.

처음이자 마지막 담화에서 그분은 특히 이를 몇 번이고 주장하십니다. 그분은 귀여운 어린 아이를 데려다 우리 가운데 놓으셨습니다. 이는 마치 그분이 "아! 이가 너희 중에 최고의 전도사다"라고 말하는 것 같았습니다. 그리고 그를 가장 잘 따르는 자들이 이것을 가장 잘 느꼈습니다.

성 바울 이래로 세계에서 가장 성공적이었던 전도사가 약 300년 정도 전에 말하기를, 말로 담화를 전달하는 것이 아니라 본보기를 보여주는 것으로 사도들의 작업은 완성되고, 복음은 진정으로 전도되는 것이라고 하였습니다. 그리고 그는 이 진실에 대한 그의 믿음을 잘 보여주었습니다. 중국을 그리스도교로 개종시킬 선교의 준비가 모두 끝나고 그가 있던 곳에서 역병이 돌았음에도 불구하고 그는 거기 남아서 역병을 간호했습니다.

여기에 있는 모든 분들 하나하나, 우리가 받은 교육은 많지 않을지 몰라도 우리의 목숨으로 "볼 수 있는 사람이라면 모두 이해할 수 있는 끊임없는 설교를 전도"할 수 있습니다. (이 표현은 1871년 9월 남양제도에서 순교한 패티선 주교가 "현대 있어 가장 위대한 선교활동"에서 자기와 함께 순교한 원주민 개종자에 대해 쓴 미완성의 마지막 편지에서 발견된 것입니다. 오, 얼마나 그는 우리를 부끄럽게 만드는지요!)

저에게도 이런 일이 있었습니다. 감히 말하자면 우리 모두에게 한 번은 일어난 일일 것입니다. 기도를 올리도록 배운 한 소아 환자가 무릎을 꿇고 병동 사람들 전체 앞에서 "기도를 드리는 것"이 "무섭다"고 저에게 말했습니다. 우리는 이런 어린 아이를 북돋아주고 돌봐줍니까? 우리가 언젠가 병동 전체를 우리가 담당하게 되면 병동을 잘 관리하여 누구도 적절한 시간에 무릎을 꿇고 기도를 드리는 것이 "무섭"시 않게 해야 하지 않을까요? 우리는 고요와 사색, 질서를 우리에게 거의 전적으로 기대는 무력한 병자에 대한 간호사의 엄청난 책임에 대해 숙고하고 있습니까? 우리는, 어디선가 말한 적 있는 것 같은데, 신에게 만큼 누구에게도 "무례"하지 않다고 생각합니까?

우리 성 토마스 병원의 수녀님들 중 한 분이 수 년간 고생해주시다가 여기를 떠나서 아픈 아이들의 모든 방면에서 돌봐주기 위한 "요양소"을 세우신다고 들었습니다. 우리 모두 그에게 "성공의 축복"이 있기를 빌 것이라고 믿습니다. 그리고 우리에게서 떨어져 나가 병원 수녀나 간호사가 된 많은 분들이 제가 그분들 이름을 대는 걸 그분들은 원하지 않겠죠 환자들과 아이들 모두를 모든 방법으로 진정으로 돌보고 있습니다. 하느님 감사합니다!

환자가, 특히 어린아이의 경우, 여러분이 마치 신과 함께 있는 것처럼 행동하는 것을 보면, 그리고 누구도 그들보다 이를 더 빨리 발견하는 사람은 없지요. 사제나 수녀, 야간 간호사의 입에서 나오는 이름들은 진짜가 되고 진짜 사람이 됩니다. 아버지인 하느님이 있고, 위안을 주는 사람인 그리스도가 있으며, 선량함과 신성함의 정신이 있어, 그에게는 또 다른 세계가 있습니다.

환자가, 특히 어린아이의 경우, 여러분이 마치 신이 없는 것처럼 행동하는 것을 보면, 많은 경우 그에게도 신이 없는 것이 됩니다. 그러면 그런 아이에게 단어는 그냥 단어일 뿐입니다. 그리고 기억하세요. 그런 간호사가 "맛"을 잃은 "소금" 환자들에게 신에 대해서 이야기하면 그는 환자를 신에게 가도록 돕는 것이 아니라 신에게 가는 길을 막는 방해물을 놓는 것입니다. 그는 환자들에게 말을 아예 걸지 않는 것이 낫습니다.

이건 제 자신에게도 하는 말인데, 우리가 사람들을 "전지전능하신 하느님 아버지를 믿도록" 하는 대신 신을 믿는 것을 막을 수도 있다고 생각하면 정말 끔찍합니다.

뭐였죠, "본보기를 보이는 것"이었나요? 무엇의 본보기입니까? 우리가 세워야 하는 본보기는 어떤 사람입니까? 그리스도가 우리의 본보기이자, 우리의 모범입니다. 이것은 우리 모두가 알고 말하는 것입니다. 이것을 아주 비범한 사람에게 말하고 난 후에 아주 흔한 말이죠. 그가 말했습니다. "초상화를 그릴 때, 화가는 대충 비슷하게나 전혀 닮지 않게 그리려고 하지 않습니다. 완전히 똑같지 않으면 좋은 그림이 아니지요." 우리는 그리스도와 완전히 똑같이 되려고 노력하나요? 만약 우리가 그렇게 하지 않는다면 "우리는 그의 것입니까,

혹은 그렇지 않습니까?" 우리 각자에 대해서 이렇게 이야기 할 수 있을까요? "저 간호사는 그리스도가 그 자리를 대신했 다면 그대로였을 (혹은 그러려고 노력할) 것이다" 라고?

하지만 이것은 모든 간호사가 목표해야 할 지점입니다. 더 낮게 지향해보세요. 그러면 여러분은 "그리스도는 내 본보기 다"라고 말할 수 없게 됩니다. 더 높이 지향해보세요. 그러면 현세를 다 살고 난 후 "그분과 닮은 모습으로 깨어남에 만족 할 것이다".

하지만 이 지향점은 이별의 약속 없이는 완수할 수도, 심지 어는 받아들일 수도 없습니다. 이별의 약속은 10일 후 성령이 그들에게 주어진 성령강림절에 제자들에게 완수되었는데, 이 는 그리스도가 약속하신 것처럼 돌아와 그들과 함께 한 것입 니다.

그리스도는 우리 간호사 각각 모두에게 오십니다. 그리고 우리의 작은 방문에 서서 문을 두드리십니다. 우리는 그분을 받아들일 건가요?
자신의 간호와 병동의 일을 신 안에서 하려 하고, 그의 숨 은 간호사의 삶을 신 안의 그리스도와 함께 살고자 하는 간호 사 모두와 모든 병동에는 겉으로 보이는 것이 아니라 안으로의 힘으로써 성령은 오십니다.

환자가 여러분에게 마실 것을 부탁하면 여러분은 그에게 돌멩이를 주지 않습니다. 그리고 천국의 아버지는 그의 영혼을 그의 간호사인 우리 하나하나에게 우리가 부탁하기만 하면 더욱 주시지 않으시겠어요? (우리는 그의 간호사입니까?)

최초의 성령강림절처럼 성령이 우리 간호사들에게 내린다는 것은 무엇을 의미합니까? 우리의 심장과 뜻을 그의 것을 만들어 하느님을 간호할 상태가 되는 것을 말하는 것이 아닙니까? (그분은 진실로 환자를 돌보는 것이 자신을 돌보는 것이라 하셨습니다.) 신은 우리 심장에게 요구합니다. 당신이 우리에게 여기서 하게 하신 간호일의 안에서든 밖에서든 밖보다 안이라면 더욱이 우리 전체를 그분에게 축성해야 한다고.

그것은 우리 훈련 학교에서 사랑, 공손함, 정의, 정당함, 부드러움, 온화함의 정신을 가지는 것이 아닙니까? 우리 병원에서 진실, 청렴, 활기와 활발, 하느님과 같은 순수함의 정신을 가지는 것이 아닌가요? 마음 속으로, 그리고 진실에 있이시 신을 섬기는 것입니다. 그리고 우리는 이러한 심김을 위해서 교회에 갈 때까지 기다릴 필요도, 심지어는 기도하기 위해 무릎을 꿇을 필요도 없습니다.

그것은 우리의 현재와 미래의 간호 인생에 있어 우리 자신을 위해서는 아무것도 원하지 않고, "당신의 뜻이 이루어지게 하소서"라고 매일의 기도에서 말하는 것만을 원하기를 느끼는 것 아닌가요? 당신의 뜻이 우리 각각 모두에게 진정 최선이라고 당신을 믿는 것 아닙니까? 당신의 뜻이라는 이 두 단어에 얼마나 많은 것이 담겨있나요. 우리 간호사 각각에게 가장 좋은 것이 무엇인지 언제나 아시고, 가장 최선의 것을 원하시고, 우리를 위해서 원하시는 것을 언제나 실행하실 수 있는 전지전능하신 지혜와 선량함의 뜻.

우리자신에 대한 보살핌과 생각은 신에 대한 생각과 환자들과 동료 간호사와 병동 잡역부에 대한 보살핌에 의해 사라지는 것을 느끼는 것 아닐까요? 당신과 함께, 그리고 저들을 위해서 일할 때 그 어느 때보다 행복하다고 느끼는 것 아닌가요? 그리고 우리 간호사들은 우리가 원하기만 하면 언제든지 그렇게 할 수 있습니다.

당신이 "천국은 네 안에 있다"고 하신 말의 의미 아닌가요? "천국"은 말보다 행동에 있고, 설교보다 심장에 있습니다. "천국"은 언제나 간호사의 축복받은 일에, 심지어는 그의 걱정들에도 있을 수 있습니다. 이것이 사도가 "주님을 항상 기뻐하라"고 우리에게 한 말의 뜻 아닌가요? 신의 일을 하는 (우리들에게 이는 동료에 관하여 병자들에 대한 좋은 간호, 좋은 동료애와 드높은 본보기를 말합니다) 양호교사들, 수녀님들, 간호사들, 또는 야간 간호사들을 기뻐하라는 것입니다. 누가 그것을 하든 옳은 일을 기뻐하는 것입니다. 누가 가지고 있든 진실을 기뻐하는 것입니다. 누구든 모든 좋은 말과 일을 기뻐하는 것입니다. 한마디로, 신이 기뻐하실 것을 기뻐하는 것입니다.

최근의 우리의 종교적인 생활이 우리에게 준 특별한 도움에 대하여 신께 감사합시다. 우리 중 많은 분들이 이를 감사히 여기는 것으로 알고 있습니다. 그리고 우리 중 일부는 전에 없이 이번 성령 강림절을 지낼 수 있었습니다.

우리 훈련학교에 대해서 한 마디만 더 하겠습니다. 패티선 주교가 교육에 대해서 말씀하신 것처럼, 훈련은 "사람들에게 책임을 지는 법을 가르치고, 그들이 그 책임을 질 수 있게 되면 그들에게 책임을 지우는 것에 있다"고 합니다. 우리가 여기에서 보낸 시간은 대체적으로 우리 인생에서 가장 행복할 깃처럼 가징 중요합니다.

우리는 여기서 많은 여러 사람들과 만납니다. 우리는 각자의 길로 떠나기 전에 공동의 무대에서 만납니다. 우리 중 부유한 자가 있다면 그들은 그 부로 평가되지 않습니다. 가난하고, 친구도 없고, 외로운 여성은 후한 환영을 받습니다. 활력이나 사명감이 있는 누구든지 미래의 유용한 삶을 살 자격이 주어질 수 있습니다. 누구든지 개별적 능력, 그리고 가장 겸허하고 친구 없는 자가 찾아내야 할 힘의 능력 외에는 어떤 추천서 없이도 직업을 가질 수 있습니다. 누구든지 자연스러운 친절함과 공손함이 있고 자기 자신에만 몰두하는 사람이 아니라면 기분 좋은 친구들을 만들 수 있습니다.

비록 우리는 우리가 가진 여러 심각한 문제들을 알고 있지만, 더 넓은 세상에 동일하게 흥하지 않는 미덕들을 찾을 수 있지도 않을까요? 예컨대 우리가 선택한 직종에 대한 사심 없는 헌신, 그리고 여기에서는 그 헌신에 아무 불안 없이 우리 자신을 내바칠 수 있는 점이라던가, 여기에서는 아무도 서로의 앞길을 막지 않으므로 서로에 대한 친절한 관심이라던가, 질투와 비열함이 없다는 점이라던가, 우리가 담당하는 사람들에 대한 관대한 자제와 다른 간호사에 대한 관대한 연민이라던가, 무엇보다도 우리의 일에 대한 관심과 다른 사람에게 유용하기 위해서 우리 자신을 발전시키는 방법이 주어졌을 때 이를 성실하게 받아들이는 점 말입니다.

그리고 이것은 우리의 확실한 발전의 조짐입니다. 이것이 바로 성 바울이 "주님을 섬기는 데 일에 있어 게으르지 않으며, 정신은 열렬하다"고 말한 것입니다.

하지만 언제나 우리는 우리의 일과 걱정보다 위에 있으며 앞서 말한 "숨은 삶"에 우리의 영혼을 두어야 합니다.

무엇보다, 올해 가난한 환자의 가정방문 간호를 위한 런던 지구 간호의 개시로 더욱 거대해진 이 거대한 간호의 "장"에 신이 진짜 일꾼을 보내 주시기를 빕시다. 간호에 감성적인 견해를 가진 여성은 (그는 마치 자기가 천사라도 된 양 간호를 "섬기는 일"이라고 불렀습니다) 쓸모가 없는 사람보다 나쁩니다. 자기 스스로 희생을 한다고 생각하는 사람은 절대로 희생을 하지 않습니다. 그리고 어떤 종류의 간호도 "간호사가 하기에는 너무 낮은 일"이라고 생각하는 사람은 그냥 방해만 됩니다. 하지만 만약 적당한 여성이 신에 의해 마음이 움직여 우리에게 온다면 우리는 얼마나 그를 환영하고, 비록 우리가 걱정을 모르는 것은 아니지만 아는 것만큼 아는 사람이 없는 많은 축복인 일터에서 그는 얼마나 행복할까요! (선한 패티선 주교는 그의 보좌에 대해서 이렇게 말하곤 했습니다. 우리도 그와 비슷하지 않나요!)

간호사의 일은 쾌활하고, 행복하고, 희망적이고, 친절한 정신에서의 단순한 일을 말합니다. "희생을 한다"는 생각 등이 끊임없이 떠오르지 않는 성실하고 밝고 쾌활한 여성은 진정한 간호사입니다. 군인들은 어디로든지 보내지고, 집과 조국을 몇 년 동안이나 떠나있습니다. 그들은 이것은 "복무를 하는 것"이기 때문에 이를 아무렇지도 않게 생각합니다. 우리들이 그들보다 더 자제를 하지 않고 "임무"에 대해서 생각을 덜 하도록 할까요? 건강하고 활기찬 마음과 충분한 일거리가 있고 열정이 있으며, 모든 일에서 최선을 다하며, 무엇보다 자기는 "나이팅게일 간호사"라는 이유로 남들보다 낮다고 생각하지 않는 여성이 바로 우리가 바라는 여성입니다.

(제가 여러분에게 앞에서도 말한 것처럼 우리에게는 자만심에게도 훌륭한 이름이 있다는 것을 다시 말할 필요가 있을까요?)

물론, 그에게는 건전한 종교적 규율이 바탕을 이루고 있어야 한다는 것을 전제로 합니다.

이제, 여러분이 정말 진지하게 이 일에 참여시키고 싶은 젊은이가 있다면, 만약 그런 사람을 알고 있고 그들에게 편지를 써 보내도 되겠다고 생각이 들어 그런 사람들이 지원을 제안하도록 해준다면, 여러분들은 이 일을 물질적으로 돕는 것이 될 것입니다.

저의 매일의 생각은 "신이 어떻게 모든 간호사와 모든 환자들에게 어떻게 진정한 그리스도교를 받아들이도록 해주실까?"입니다. 제 매일의 기도는 (그리고 저는 많은 분들의 기도도 비슷할 것이라고 생각합니다.) 당신께서 저희에게 수단을 주시고 그것을 사용하는 법을 보여주시며 우리에게 사람을 보내주십사 하는 것입니다. 우리는 환자를 간호해야 하는 여러분을 위해 우리가 기도하듯이 여러분을 위해 준비해야 하는 우리를 위해서 여러분이 기도해주길 부탁 드립니다. 그리고 저는 여러분들이 그리한다는 것을 알고 있습니다. 이 일의 방대함은 우리에게 이를 유일하게 하실 수 있는 한 분, 하느님을 생각하게 만듭니다. 이는 견고한 위안입니다. 그분은 아십니다. 그분은 우리 모두를 사랑하시고 우리가 할 수 있는 것보다 더 우리의 환자들을 사랑하십니다. 그분이 우리에게 그들을 보내주신다고 우리는 믿습니다. 그분은 그들 사이에서 그분의 일을 하려는 솔직한 노력을 축복하실 것입니다. 제가 보기에 이러한 믿음과 지지 없이는, 우리의 일의 크기를 보고 얼마나 우리는 그에 비해 부족한 지 보면, 우리는 자만하기보다 일하는 것 자체에 용기가 나지 않게 될 것입니다.

그리고 우리가 성찬식에서 "그리하여 천사들과 대천사들과 함께"라고 하는 말에서 우리는 우리가 천사들과 어울린다고 생각하나요? 비록 우리 때에는 완벽한 날을 얻지 못할 수도 있지만 모든 것이 달라 보일 "천사들과 대천사들"은 간호 서비스 위로 하느님의 빛이 갈라지는 것을 볼 수 있을 것이라고 믿는 것은 지나친 상상이 아닐 것이라고 생각합니다. 단지 우리는 열심히 일해야 하고, 그 빛에 장해를 가져와서는 안됩니다. 그리고 우리 중 누구도 그 빛에 장해를 가져오지 않도록 매일 기도합시다.

제가 의도하거나 바랐던 것보다 길어졌습니다. 그러면 한 마디만 더 하겠습니다.

어떤 간호사도 혼자 일하지 않는다는 것을 기억하고 마지막까지 우리 간호사들이 충직하기를. 선지자가 말한 것처럼 "주님"이 우리 간호사들을 "이 땅에서부터 함께" "모았다"고 할 수 있지 않을까요? "그것은 우리가 나아가면서 얼마나 우리의 진보가 느린지 찬양하지 않기 때문입니다"라고 한 선하고 위대한 사람이 말했습니다. 모든 훈련학교들이 하나의 심장과 머리로 녹아서 우리 모두 하나의 심장과 머리로 행동하고 간호하고 모든 학교들에 포함된 것으로 보이는 찬양과 감사절, 축복과 감사, 자비를 함께 노래해야 하지 않을까요? 왜냐하면 모든 간호사들은 서로 비슷하게 각자 그 일부인 모교에 속하고, 그를 거기에 보내고 우리 간호사 모두가 모든 것을 유일하게 빚진 전능하신 아버지에게 속하기 때문이지요.

F.N.

1876년 4월 28일.

내 소중한 친구들이여, 또 다시 한 해가 성공을 축하하도록, 그리고 만약 몇 가지 실망스러운 점에 대해서 애도한다면 무엇이 문제였는지 함께 잘못을 알아내고 고치도록 우리를 한자리에 모았습니다.

하느님이 여러분들이 일하는 방식에 은혜를 내리신 것 같군요.

일을 해내기 위해서 고생한 여러분들 하나하나 모두들 덕분입니다. 여러분들에게 내려진 노고가 얼마나 대단한 것이었는지 느끼셨기를 바랍니다.

여러분들은 "불평가"가 아닙니다. 여러분들은 여러분들에게 주어진 대단한 관심과, 여러분에게 나눠지는 신뢰와, 그리고 여러분이 이 요양소를 떠나고 난 후 여러분들이 즐길 수 있는 행동의 장유 "훈련 받은 간호사", 신의 군사라고 부를 만한 자격이 있도록 해주는 규칙과 질서에 대한 그 똑똑한 복종을 정당화하려고 노력했습니다. 우리가 만약 전투를 위해서 훈련을 하지 않는다면 우리는 형편없는 군인이 될 것입니다. 하지만 규율을 한 번이라도 방해물이라고 여긴다면 자유는 무법이 되고 우리는 더 이상 "훈련 받은 간호사"가 아니게 됩니다.

훈련 받은 영국 여성이 세계에서 첫 번째 간호사 입니다. 만약, 오직 만약 그가 이 명령에 대한 똑똑한 복종과 그 자신의 사려 깊고 종교적인 명령을 결합할 줄만 안다면요.

세계에서 가장 높은 정치가 중 한 명이 말했습니다. "살면서 가장 큰 악은 주의를 기울이기에는 너무나도 중요하지 않다고 생각했던 것에서 부상해왔다." 간호사들도 이것을 얼마나 공감할 수 있는지요!

"거대하고 셀 수 없는 고통"은 여성들이 작은 것에 대한 "부도덕한 생각 없음" 그는 생각 없음을 부도덕하다고 합니다. ~에서 유래합니다. 이것이 바로 우리의 훈련으로써 대응해야 하는 것입니다. 관심을 주기에 너무 작은 것에 대해서는 이런 식으로 생각하지 마세요. 신경쓰기에 너무 작은 개인적 문제나 예민한 점의 모든 것은 다른 방향으로 생각하도록 하세요.

이는 지식에 대한 것만이 아닙니다. 실천에서도 마찬가지입니다. 우리는 우리가 할 수 있는 일만 압니다. 유명한 이탈리아 속담이 있습니다. "각자 모두 하는 만큼" 그 이상은 아니고, "안다".

우리가 작년에 한 일은 우리가 자만이 아닌 격려로 볼 수 있을 것입니다. 우리는 올해도 실패해서는 안되고, 또한 실패하지 않을 것입니다. 우리는 기준점을 유지할 것입니다. 아니, 기준점을 더 높아지도록 할 것입니다. 왜냐하면 우리의 "소명"은 드높은 것이기 ("작은 것들"을 기억하세요. 작은 것들에서의 높은 뛰어남.) 때문입니다. 그리고 우리는 그 소명에 더욱더 강건하게, 그리고 더욱더 겸허하게 대응해야 합니다.

우리는 함께 살아갑니다. 우리 모두 서로의 편안함을 위해서 살도록 합시다. 우리는 함께 일합니다. 이것은 우리만의 아주 좁은 작은 관심사나 작은 개인적 바람, 감정, 불쾌감, 또는 성정보다 더 큰 일이라는 개념을 이해하세요. 이것은 혼자만의 일이 아닙니다. 진정한 간호사는 개인을 지웁니다. 우리는 많은 개인들이 아니라 공동체의 일원이라는 사실을 기억하세요.

"어린 아이들아, 서로를 사랑하렴." 사랑한다는 것은, 서로를 돕고, 함께 분투하고, 함께 행동하고, 같은 목적을 위해서 일하고, 동료에 대한 자매애에 완벽을 기하는 것입니다. 사랑이 없으면 위대한 것은 아무것도 이뤄지지 못하고, 어떤 좋은 것도 유지되지 못합니다. 성 요한은 그 말을 했을 때 우리 훈련학교의 간호사들에 대해서 생각했던 것일까요?

하느님이 항상 우리와 함께 하시듯 우리도 그분과 그분의 일 안에 있기를!

우리 모두에게 성공이 있기를!
마음 속에는 아멘을.

|

다음은 몇 가지 처리해야 할 일들입니다.

간호사가 되는 것은 간호사가 되는 것입니다. 우리가 하고 싶은 일만 할 때는 간호사가 아닙니다. 만약 우리가 하기 싫은 일을 받았는데 이를 할 수 없다면, 그리고 환자는 언제나 간호사가 원하는 대로 맞춰줄 수 없습니다. 그것은 응석받이 아이나 버릇없는 아이같이 구는 것입니다. 간호사가 아니지요.

만약 우리가 높은 동기로 하기 싫은 일을 좋아하는 일이 될 때까지 할 수 있다면 이는 진짜 간호사가 되는 시험일 것입니다. 간호사는 자기 좋아하는 일만 할 수 있고 싫어하는 일은 할 수 없는 사람이 아닙니다. 왜냐하면 환자는 그들이 필요한 것에 따라 원하는 것이 달라지지, 간호사가 좋아하고 싫어하는 것에 따르지 않기 때문입니다.

만약 여러분이 좋아하지도 않는 일까지, 작은 것들에서 완벽하도록 훈련한다면, 간호의 모든 것을 잘 하도록 훈련 받기를 원한다면 그것은 간호를 하기 위한 간호이자, 신과 여러분의 이웃을 위한 간호입니다. 그리고 기억하세요. 큰 것에서처럼 작은 것에 까지, 고난이 없으면 영광도 없습니다.

간호는 대부분 옳은 말로 드높은 소명이자, 명예로운 소명입니다.

하지만 명예는 어디에 있나요? 배우고 모든 것을 완벽하게 하도록 훈련 받는 동안 열심히 일하는 데 있습니다. 유니폼을 입고 드레스를 입는 것 같이 간호를 입는다고 명예가 따라오지 않습니다. 하지만 실내에서는 유니폼을 입고 깔끔하게 있는 것과 실외에서는 화려한 옷을 입고 옷차림에 신경을 쓰는 데에 불명예는 따라옵니다. 불명예는 일관성이 없는 곳에 있습니다.

명예는 완벽과 일관성에 있고, 그것들을 성취하기 위해서 열심히 노력하는 데 있습니다. 참을성 있게 일할 준비가 된 데 있습니다. "나는 얼마나 영리한지!"라고 하는 것이 아니라 "나는 아직 부족해. 하지만 간호는 그럴 만 해. 그리고 나는 훈련된 간호사라고 불릴 자격이 있도록 살아가고 일 할거야." 라고 말할 준비가 되어있는 데 있습니다.

여기 좋은 간호사를 만들어내기 위한 두 평범하고 실용적인 작은 것들이 있습니다. 이것들에 대한 주의가 부족하면 "세상에서 가장 악한 것"들을 만들어 내는 것들이지요. 바로 조용함과 청결함입니다.

(a) "요양소" 안에서 움직일 때 조용한 것입니다. 방을 정리힐 때 조용하고 문을 쾅쾅 딛지 않도록 조용이 하는 것입니다. 계단과 로비에서 가끔씩 불행한 야간 간호사가 자고 있다

는 사실을 잊은 채 시끄럽게 이야기하지 않는 것입니다. 하지만 여러분이 간호사라면 간호사는 야간 간호사가 자고 있든 아니든 상관없이 조용히 다녀야 합니다. 왜냐하면 환자병동은 환자실 만큼이나 조용해야 하기 때문입니다. 그리고 환자실은, 말할 필요도 없이, 신의 나라에서 가장 조용한 곳이어야 합니다. 특히 비번일 때나 외출을 할 때도 일관적으로 드레스가 조용해야 합니다. 그리고 오! 귀족 수습 간호사들은 이런 너무 작고도 너무 중요한 일에서 본보기를 보이는 것이 얼마나 중요한 지 깨달아야 합니다! 만약 여러분이 간호사라면 간호사는 유니폼을 입고 있든 아니든 옷차림이 화려해서는 안됩니다.

여러분은 그리스도가 우리 드레스에 대한 예시로 야생화를 든 것을 기억하십니까? 왜입니까? 그분은 신이 들판의 꽃에게 "옷을 입힌다"고 하셨습니다. 어떻게 옷을 입히셨습니까?

첫째 : 그들의 "옷"은 그들이 있어야 할 자리와 그들이 해야 할 일에 정확하게 알맞습니다. 우리의 옷도 그래야 합니다.

둘째 : 야생화에는 겹꽃이 없습니다. 겹꽃은 그들의 유용한 수술을 화려한 꽃잎으로 바꿔서 씨앗이 없습니다. 이러한 겹꽃은 마치 요즘 입는 드레스에 있는 불필요한 소매 같은 것이

고, 여러분의 방해합니다. 야생화는 그들의 아름다움에 모두 목적이 있습니다. 드레스도 그래야 합니다. 어느 것도 목적이 없는 것은 없어야 합니다.

셋째 : 야생화의 색은 조화가 되어 있고 너무 많은 색이 있지 않습니다.

넷째 : 흙에서부터 나오는 꽃에는 그 깨끗함에 한 톨의 더러움도 없습니다. 옷이 오래되어 가더라도 우리는 꽃을 따라 해야 합니다. 왜냐하면 우리는 그것들을 데이지 꽃처럼 깨끗하게 할 수 있기 때문입니다.

우리가 무엇을 하던, 우리가 먹던 마시던 옷을 입던 이 모두 신의 영광을 위해서 하도록 합시다. 하지만 무엇보다, "무엇을 입을 지 안달복달하지 마라"는 말을 기억하세요. 이는 "생각을 너무 하지 마라"는 말의 진짜 의미입니다.

이것은 저만의 생각이 아닙니다. 이것은 절대 잊어서는 안 되는 성서의 가르침입니다. 그리고 저는 이 성서의 가르침을 듣고 나서 너무나도 맵시 있고 조용하게 옷을 입기 시작한 사람을 알고 있는데 여러분은 그를 모델이라고 생각할 것입니다. 아, 그러나 드레스는 덫과 같은 것이었던 사람들을 너무나도 많이 알고 있습니다.

오 제 소중한 간호사들이여 귀족출신이든 아니든, 사람들이 당신에게 "시대를 따라가는 여자들"이라고 부르게 하지 마세요. 그들이 여러분에게 "야생화"같다고 말하게 하고 그것을 반기세요.

(b) 신경쓰기에는 너무 작은 것이라고 생각하지 말고 자신 개인과 방을 청결하게 하는 것입니다. 만약 이런 것이 "요양소"에서 중요하다면 청결과 깨끗한 공기가 청결 없이는 신선한 공기도 있을 수 없습니다. 생명을 주는 것을 넘어서서 환자들에게 생명 그 자체인 병동에서는 얼마나 중요할 지 생각해 보세요. 병동에서는 작디 작은 부주의함이 저울을 삶에서 죽음으로 돌릴 수도 있습니다. 여러분의 외과의 중 한 분이 말하길 여기서 소독제는 단지 "신비주의적 의식"일 뿐이라고 했습니다. 청결만이 진정한 소독제입니다. 장티푸스는 명백하게 더러워서 생기는 병임을 기억하세요. 폐결핵은 명백하게 더러워진 공기를 특히 밤에 마셔서 생기는 결과물임을 기억하세요. 외과 사례에서 단독과 농혈증은 단순히 혈액이 중독돼서 대체적으로 청결이나 다른 것들이 부족해서, 그런 것임을 잊지 마세요. 그리고 생명과 죽음의 가장 중요한 문제를 결정하는 이런 것을 작은 것이라고

하지 마세요. 저는 한 수습 간호사가 어떤 불쌍한 남성의 궤양이 생긴 다리를 닦을 때, 그것을 실제로 그의 시트에 닦고는 다른 데서 항상 그러는 것을 본 적 있다는 말로 변명을 한 사람을 알고 있습니다. 상태가 나쁜 한 환자에서 다른 환자 사이에 손을 씻는 것 같은 데서의 아주 조금의 부주의함, 그리고 여기서 언급할 수 없음이 명백한 다른 많은 부주의함과 같이, 그렇게 하는 것이 훨씬 덜 좋긴 하지만 좋지 않을 것이기 때문입니다. 간호사가 주의를 기울이거나 기울이지 않을 수도 있는 이런 일에서는 조금의 부주의함으로도 한 목숨을 잃을 수 있습니다. 네, 여러분 자신의 목숨, 혹은 적어도 손가락 하나를 잃을 수도 있습니다. 우리 모두 중독된 손가락들을 본 적이 있지요.

저는 여러분들의 사례집을 소설책보다 더 재미있게 읽습니다. 어떤 것들은 특히 "내력"에 있어서 메마른 것들이 있습니다. 몇몇은 좋습니다. 부디 기억하세요. 여러분들이 받은 지시 외에도 이 굉장히 흥미로운 사례들을 최대한 흥미롭게 만들고, 충만하고 정확하게 쓰고, 전체 내력을 포함하는 것으로 저에게 좀더 줄 수도 있습니다. 만약 모든 사례, 특히 앞서 말했듯이 미러워시 생기는 질병인 징디푸스의 내력이 기록된다면, 그렇게 모인 소중한 정보의 모음은 과대평가가 불가능할 정도로 소중한 것이 될 것이고, 보건부의 힘과 최근의 법으로 써 병을 예방하는 데까지 이를 수 있을 것입니다. 이런 측면에서 구역 간호사는 가장 유용합니다.

우리가 청결, 신선한 공기, 깨끗한 물, 좋은 습관, 좋은 주택, 좋은 하수구, 음식과 음료, 노동과 휴식에 관한 모든 신의 법칙을 지키기만 한다면 건강은 그 결과가 됩니다. 이를 어기면, 병이 옵니다. 우리가 이를 지키지 않아 이 나라에서 매년 110,000의 사람이 의미 없이 죽고, 1년 내내 220,000명의 사람들이 의미 없이 아픕니다. 왜일까요? 왜냐하면 우리는 모르지만 신의 단순한 건강의 법을 지키지 않기 때문입니다.

어떤 에피데믹도 청결과 신선한 공기를 이길 수 없습니다.

여기에 바리새인 간호사가 있나요? 이것은 매우 잔인하고 불공평한 질문이군요.

주님의 끔찍한 비난을 읽으면 우리는 바리새인을 작고, 이상하며, 고루한 종파라고 생각합니다. 하지만 그들은 언제나 가장 특이하지 않고, 가장 널리 퍼진 사람들 아니었나요? 슬프게도, 저는 종종 제 자신에게 "나는 바리새인인가?"라는 질문을 합니다. 다음과 같은 의미로요. 나는 이것을 신의 작업이라는 눈으로 비록 내 "이웃"이 유대인이 사마리아 인에게 그랬던 것처럼 나를 적대적으로 대하더라도, 그분과 내 이웃을 섬기기 위해서 하고 있는가? 아니면 나는 나의 이기적인 자아를 일과 동일시하여 신이 아닌 나를 섬기기 위해서 하고 있는가? 만약 그렇다면 나는 바리새인이다.

우리의 훈련학교와 우리 단체를 사랑하고 이의 명성을 유지하길 원하는 것은 좋은 일입니다. 우리는 그래야만 합니다. 그것은 세상에 신의 작업을 돕는 일입니다. 우리는 간호에서 "세상의 소금"이 되도록 노력하여야만 합니다. 하지만 만약 우리가 자만하거나 이 안에서 우리 자신을 찾으려 하면 우리는 "소금"이 아니라 바리새인입니다.

우리는 신을 위해서, 그리고 그의 작업을 위해서 열성을 다해야 합니다. 하지만 어떤 사람들은 열성을 위한 열성을 바치는 것 같아 보입니다. 그리스도는 이제껏 있었던 중 가장 열성적인 약사였지만 우리가 우리 자신의 명성과 영광을 위해서 열성을 바친 다면 그 열성은 그리스도인 간호사를 만들지 않습니다. (주님께서 말씀하시길: "신의 집의 열성이 나를 잡아 먹었도다") 열성 하나만으로는 좋은 간호사를 만들지 않습니다. 바리새인을 만들 뿐입니다. 그리스도는 이 부분에 대해서 자만하지 않을 것에 대해, 우리가 간호사로서 얼마나 "좋은 사람들"인지 보여주기 위해서 간호를 하지 않을 것에 대해서 너무나도 강하게 주장하셔서 실제로 "한 손에게 다른 손이 한 일을 알게 하는 것은 자만하는 것이다"라고 까지 하셨습니다. 우리가 자신의 다른 손 뿐만 아니라 다른 사람들도 자기가 하는 일을 다 알게 하는 모습을 그분이 보신다면 뭐라고 하실까요? 그러나 보기에 좋은 우리의 최고의 작업들은 이러한 동기로 행해질 수도 있습니다.

그리고 여러분에게 작은 비밀 하나를 말씀 드리죠. 멀리 있는 우리 처장님들 중 한 분이 말씀하시길, 성 토마스 병원에 대해서 너무 자랑하지 않아야 한다고 하셨습니다. 여러분도 마찬가지 입니다. 사람들이 여기에 대해서 너무 많이 들었습니다. 저는 감히 여러분에게 자기 스스로를 "정의"라고 부르는 것에 사람들이 질려 쫓겨난 그리스 정치인에 대한 이야기를 기억하라고 말씀 드리고 싶습니다. 우리 곁을 떠나서 사람들이 여러분 스스로 성 토마스 병원을 "정의"라고 부르는 것에 질리게 하지 마세요. 우리는 여러분이 훈련과 행동으로 "정의"임을 증명하는 데에는 불만이 없을 것입니다.

최근에 잘 알려진 시사 매체에서 "나이팅게일 간호사들"이라고 말하며 "갬프 부인"이라는 술에 취하고, 악랄하며, 무지하고 거친 여성을 간호사로 소설 속에서 그리던 시대는 지나 갔다고 말하는 것을 읽었습니다. 소설 속의 "나이팅게일 간호 사"라, 여러분들은 그게 어떤 모습일 것이라고 생각하나요? 활동적이고, 유용하고, 영리한 간호사입니다. 이 부분은 저도 인정합니다. 하지만 다른 것은 뭐가 있나요? 적극적이고, 꽤 당돌하며, 매우 자만하는 젊은 여성입니다. 아, 이 부분은 거 슬리네요. 여러분은 우리의 이름이 세상에 어떻게 "올라"있 는지 보이실 겁니다. 이 부분은 빠졌으면 합니다. 이것이 바 로 우호적인 비평가들이 우리에 대해서 하는 말이라면 우리 는 우리에게 비호적인 비평가들은 훨씬 더 나쁘게 말한다는 사실을 확신할 수 있을 것입니다. 그들이 말하는 것을 우리가 들을 만 한가요? 이것이 문제입니다. 우리 모두의, 마음속으 로 "네"라고 말하지 않도록 합시다. 그리스도는 자만심을 전 혀 가볍게 다루지 않았습니다.

유용함은 그대로 두고 자만심은 버립시다.

그리고 여기서 야간 간호사라고 불리는 분들에게 몇 가지 조언 말씀을 드려도 될까요? 이분들 중 한 분이 저에게 와서 기도를 해달라고 눈물을 흘리며 부탁했습니다. 제 소중한 야 간 간호사분늘이여, 여러분 모무를 위해시 기도힙니다. 잠들 기 어려운 밤 저는 동요하고 고통 받는 환자들의 침대 옆에 있을 여러분들 생각을 끊임없이 하며 하느님이 여러분을 통하여 여러분의 인내, 기술, 희망, 믿음과 관용으로써 하느님이 모든 병동을 교회로 만드시기를, 그리고 복음이 되는 것이야 말로 그리스도가 "세상의 마지막까지" 우리 모두의 임무, 우리 가운데 모든 여성과 간호사들이라고 하신 "복음을 전파하는" 유일한 방법임을 가르치시기를 기도합니다. 그리고 그리스도와 같이 살려고 하는 자들의 모임은 그 자체로 교회임을 생각합니다. 여러분은 그리스도가 간호사였다는, 그리고 침대 곁에 서서 그의 손으로 직접 고통 받는 자들을 간호하고 "도와"줬는지 생각해보신 적 있으신가요?

하지만 다시 야간 간호사라고 불릴 수 있는 분들에게로 돌아가 봅시다. 여러분이 마치 우리의 아이들인 것처럼 돌봄을 받는 "요양소"에서 나온 때 주어진 자유를 남용하지 마세요. 낮 동안 평소 시간대로 밥을 먹고, 잠을 자고, 운동을 하세요. 그렇게 하지 않으면 밤 근무를 완벽하게 하지도 버티지도 못할 것입니다. (저는 제가 야간 간호사일 때 밤을 매우 좋아했습니다. 저는 그게 어떤 건지 압니다. 하지만 저는 낮 근무도 있었습니다. 여러분은 그렇지 않지요.) 낮에 외출을 한다고 화려하게 꾸미지 마세요. 이런 식으로 자유를 만끽하는 일은 천박하고 보잘것없습니다. "요양소"의 규제와 어머니와 같은 보살핌에서부터 나오게 되면 여러분들, 특히 젊은 친구들은 특유한 자유를 누릴 특유한 유혹을 겪을 상황이 옵니다. 이럴 때가 바로 예언자 다니엘처럼 행동할 때 아닌가요? "심판관, 정당한 심판관"이 우리를 "바리새인"이라고 부르지 않고 다니엘의 일단(一團)이라고 부를 수 있도록 합시다!

그것이 제가 여러분들을 위해 기도하는 바이고, 우리 모두를 위해서 기도하는 바입니다.

하지만 다니엘의 일단이 된다는 것은 무엇인가요? 야간 간호사에게 주어진 신의 명령은 무엇인가요? 그것은, 그렇지 않나요? 야간 간호사로서 어떤 임무에서도, 우리의 모든 의무는 말할 것도 없고, 대충 넘기지 않는 것입니다. 다음날 아침에 모든 환자에 대하여 온전하고도 정확하고 세세한 설명을 줄 수 있는 것입니다. 신사 분들과 있어서 엄격하게 삼가는 태도를 보이는 것입니다. ("당신 하느님이 나를 보고 계신다". 그 외는 그 누구도 아닙니다.) 정직하고 진실된 것입니다. 여러분은 환자들이 얼마나 여러분을 잘 아는지, 얼마나 정확하게 판단하는지 모릅니다. 여러분은 그들에게 여러분이 말하는 대로 하지 않는 이상 그들에게 잘 해줄 수 없습니다.

그것은 : 화려하게 차려 입고 나가시 잃고, 낮 시긴 중 남들과 불규칙하게 시간을 보내지 않는 것입니다.

목적을 확고하게 가질 용기를 가지고,
그것을 알릴 용기를 가져라.

주의하고 주의하세요. 그리스도는 야간 간호사들을 위해서
특별히 하실 말씀이 있으셨던 것 같습니다. "너희들에게 말하
노니, 주의해라." 그리고 말씀하셨습니다. "보아라, 나는 언
제나" 누구도 곁에 없을 때 "너희들과 함께 있노라"

그리고 그는 바로 이 순간 우리들을 "현명한 처녀"와 "어리
석은 처녀"로 갈라놓으십니다. 오, 부디 그분이 우리 야간 간
호사들 사이에서 어느 "어리석은 처녀"도 찾을 수 없기를! 모
든 야간 간호사는 자신의 병동에서 홀로서야 합니다.

홀로 설 용기를 가져라.

언젠가 우리 주님이 여러분들 모두가 간호한 덕분에 모든
환자들이 신체 뿐만이 아니라 정신도 나아졌다고, 살아나거
나 목숨을 잃거나, 말할 수 있도록 합시다.

하지만 한 사람, 아마도 모든 이들 중 가장 소중한 사람이
떠났네요. 바로 간호사 마사 라이스입니다.

저는 그를 영국에서 본 마지막 사람입니다. 그는 몬트리올의 매친 씨에게 갈 생각에 매우 기뻐했었지요. 그는 부모님을 떠나는 것 외에는 희생하는 것은 아무것도 없다고 했습니다. 신에게 뭐라도 드릴 것이 있었을지도 모른다며 그는 거의 희생할 것이 있기를 바랐지요.

이제 그는 하느님께 드릴 것이 있습니다. 그의 생명입니다.

"너무 젊고, 너무나 행복했습니다. 그들이 방에서는 항상 테이블을 둘러싸고 앉아 함께 행복해 하고, 함께 성서를 읽을 때는 너무나도 쾌활했습니다. 그는 그 마지막 날 밤 정원을 산책할 때 너무나도 행복해했습니다."

너무나도 순수하고 깨끗했습니다. 그에게는 뭔가 경건함의 달콤한 맛이 있었지요. 그가 인상을 준 영혼들에 대해 말씀드릴 수 있습니다. 단지 그 자신임으로 만든 그 모든 부지(不知)의 깨달음들.

고귀한 종류의 아이였습니다. 건간하고 경건한 머리와 심장. 하느님과 함께 하는 삶. 그를 얼마나 좋아했는지에 대해서 말하면 물손한 것이 되겠지요. 그는 이제 친구의 천사가 되었을 테니. 그에게는 어머니와 같았던 매친 씨에게 그는 자식과 같이 그를 사랑하고 밤낮없이 간호했습니다.

"너무나도 소중하고 영특한 생명", "병원의 모두로부터 사랑 받고 존중 받으며", "그리고, 간호사로서는 그를 위해서 해줄 이야기는 없을 정도". "의사들, 환자들, 그리고 처장에게 그는 너무나도 귀중"하였습니다. "이런 간호사와 다른 부류의 최고의 간호사들 사이의 차이점은 매일 너무나도 명백하게 느껴집니다." "용감하게 살았다". "완벽하게 순종적이고 처장에게도 기분 좋은" 사람 이었습니다.

마사는 이런 말들로 인해 조금이라도 자만했을까요? 그는 제가 아는 한 가장 소박하고도 겸허한 그리스도교 여인이었습니다. 모든 고귀한 영혼들은 소박하고, 자연스럽고, 겸허합니다.

우리 모두 그와 같아집시다. 그리고 그와 같이 모든 것에서 자만하지 않도록 합시다. 그는 자만하기에는 너무나도 용감했습니다. 겸허하지 않기에는 너무나도 용감했고요. 그는 전투를 위해 스스로 훈련을 한 것입니다.

"그가 절대로 놓치지 않은 친절하고, 상냥하며, 공손한 태도에는 책무에 대한 큰 굳은 결의, 그리고 절대 의심을 사지 않을 견실함." "그의 책임에 있어서 행복하고 흥미를 가지고 있었다."

자기 자신에 대한 사소한 계산이나 모든 보잘것없는 언쟁들에 대해서 거의 누구보다 위에 있었습니다. 그가 그렇지 않았다면 우리에게, 그리고 그에게 얼마나 달랐을까요! 지금 우리가 애도하는 것처럼 애도했을까요? 그를 끔찍히도 그리는 작은 몬트리올 직원들이 우리가 어떻게 느끼는지 듣고 싶어 할 것입니다. 그들은 마사가 죽었을 때 모두 그와 함께 있었습니다. 매친 씨는 매일 밤 그의 곁을 지켰고, 그나 블로워 씨가 밤이고 낮이고 그가 병에 걸린 마지막 9일 간 절대로 그 곁을 떠나지 않았습니다. 그는 장티푸스로 사망했습니다. 죽기 마지막 3주간은 복막염이 있었는데, 이미 그가 오랫동안 살아남아서 사람들은 부활절까지 희망하고 또 희망했습니다.

그가 죽기 일주일 전에, 섬망을 겪는 중에, 그는 "주님은 두 뜻이 있으십니다. 그의 뜻이 완수될 것입니다."라고 말했습니다. 이 시점이 바로 우리가 신의 뜻이 무엇인지 모를 때이고 그의 뜻을 원하기 가장 어려운 때입니다.

이상하세요, 성 금요일에, 너무나도 의식이 혼미히어 그를 침대에 붙잡아 놓기도 힘들고 무슨 날짜인지도 모르는데도 그날 하루 종일 그의 테마는 십자가 위의 예수님이었습니다. "예수님은 저를 위해 십자가 위해서 돌아가셨습니다. 저도 그를 위해 죽고 싶습니다." 그는 진정 그분을 위해서 살았습니다. 그리고 부활절에 그는 블로워 씨에게 "저는 행복합니다. 너무도 행복합니다. 우리는 모두 행복하고, 너무너무 행복합니다"라고 하였습니다. 그는 8번째 찬송가를 들을 것이라고 했습니다. 우리 모두 마사가 제일 좋아했던 찬송가를 기억해 내 볼까요? 그는 종종 성 토마스 병원에 대해서 이야기하곤 했습니다.

그는 부활절 다음날 죽었습니다. 저녁 7시에 급격한 변화가 있었고 그는 다음날 아침 5시까지, 마지막까지 의식이 있는 채로, 문장을 반복하며, 말을 더 이상 할 수 없을 때는 표정으로 대답하며 살아있었습니다. 그가 너무나도 사랑하고 따라갔던 그의 구세주는 죽음의 그림자의 계곡에서도 그와 함께였고, 그는 그분을 거기에서 느꼈습니다. 그는 행복했습니다. 그는 말했습니다. "저의 가장 사랑하는 사람, 그들에게 이가 최선임을, 그리고 저는 살아서 아쉽지 않았음을 말해주세요."

그의 부모님은 피가 흐르는 심장으로, 우리 아버지의 뜻에 대한 진정한 순종으로 그를 고결하게 포기했습니다. 그들은

"이가 최선"이기에 만족합니다.

몬트리올 병원의 모두가 우리의 슬픔을 나눴습니다. 의사들은 의료 간병에서 굉장히 친절했습니다. 수석 감독인 레드패쓰씨 와 레드패쓰 부인은 우리 사람들에게는 진짜 부모와 같은 존재였습니다. 마사의 임종시 침대와 관은 꽃으로 뒤덮였습니다.

몬트리올에서는 그가 투병 중 공공과 개인 영역에서 기도를 올리겠다고 제안했습니다. 그 기도들에 대한 응답이 오지 않았다고 누가 말할 수 있겠습니까?

그는 죽어가는 것에 대해서 말했습니다. 하지만 거기에 두려움은 없었습니다. 우리는 신이 그 아이를 우리에게 살려주시기를 기도했습니다. 하지만 하느님은 그가 필요했습니다.

우리의 하느님 아버지가 그가 세상을 떠나는 것을 정하셨습니다. 왜냐하면 그는 단 하나의 눈만을 만족시키기 위해 갔고, 일과 그의 처장을 위해서 의무를 다했기 때문입니다. "아이는 잘 지냅니까?" "잘 지냅니다." 그가 없기 때문에 그 빈자리를 너부나노 싶이 느끼는 일을 위해 생각히지, 신세게 억울하게 생각하지 않도록 합시다.

여러분들 중 한 사람이 말했던 것처럼, "그는 마치 예수그리스도의 좋은 군인처럼 최전선에서 죽었습니다." 우리 중 누구라도 그를 위해 이와 달리 바랄 수 있을까요? 우리 중 누구라도 그에게 더 나은 것을 바랄 수 있을까요? 우리에게는 그에 대하여 한 가지 감정만 있습니다. 바로 그는 고결한 그리스도인 여자로 살았고, 그는 고결하게 죽도록 허락 받았다고. 명예의 직책에서, 죽는 것을 영광스럽게 생각하는 군인으로서. 우리의 일에서 우리 간호사들은 죽는 것을 분명히 영광스럽다고 생각합니다.

하지만 그와 같아지기 위해서 우리는 그와 같은 마음을 가져야 합니다. "인내심을 갖고, 참을성 있게, 확고하고, 겸손하게". 저는 그가 "그분과 같이 활동적이고, 그분과 같이 복종하는" 예수그리스도의 마음을 신에게서 찾았다는 것을 압니다. 그의 모범을 따라 했다는 것을, "어려움을 이길" 준비를 했다는 것을.

그에게 기쁨을 줍시다. 그를 잃은 것은 우리이지, 그가 아닙니다. 그는 우리의 주님과 그의 주님 곁으로 갔으며, 그와 우리 하느님 아버지의 집을 위해서 너무도 빨리 익어버렸습니다. 우리의 눈물이 마사의 기쁨입니다. 그는 하느님 아버지의 집의 다른 방에 있습니다. 그는 이제 그를 위해 감사하기

를 부탁합니다. 그가 다시 일어선 부활절 아침을 생각해보세
요! 그는 과연 4월 17일에 "우리와 다른 아침"을 맞았습니다.

플로렌스 나이팅게일.

1879년 부활절 전야, 오전 6시.

제 소중한 친구들이여, 저는 언제나 여러분들을 생각하고 있습니다. 그리고 제 부활절 인사로, 제 매형의 가족이 데가처 대령(나탈의 24 연대의 1대대를 지휘하고 있습니다)으로부터 받은 편지 일부를 베껴 로크 드리프트의 급양부를 지킨 데 있어 빅토리아 십자 훈장에 그가 추천한 사람들(그의 동생 대위 데가처는 이산드화나에서 죽었습니다)의 이름을 대지 않을 수 없었습니다. 그의 편지는 다음과 같습니다.

"존 윌리엄스 이등병은 조셉 윌리엄스 이등병과 윌리엄 해리슨 이등병과(1/24번째 연대) 병원의 먼 병동에 배치되었습니다. 그들은 1시간 이상 버텼습니다. 탄창이 남았을 때까지 버텼는데, 그 때, 통신이 때마침 끊겼고, 줄루족 사람들이 진군하여 문을 열어 젖혔습니다. 백병전이 벌어졌고, 그 와중에 조셉 윌리엄스 이등병과 다른 두 환자들이 끌려나가 아세가이(짧은 창 내지는 단검)로 죽임을 당했습니다."

줄루족이 이 불쌍한 사람들을 죽이는데 몰두해 있을 때, 소강상태가 발생했고, 이로써 존 윌리엄스 이등병은 (이때 다른 두 환자와 함께 병동에서 유일하게 살아남은 사람이었습니다) 파티션에 구멍을 뚫는 데 성공하여 두 환자들을 다음 병동으로 이동시켰고, 거기서 헨리 후크 이등병을 발견했습니다.

이 두 사람들은 함께, 한 명은 망을 보고 다른 한 명은 싸우면서 총검으로 적을 저지하여 파티션 3개를 더 뚫었고, 그리하여 8명의 환자들을 작은 창문을 통해서 나가게 해 방어선 안까지 데려올 수 있었습니다.

언덕을 바라보는 다른 병동에서는 윌리엄 존스와 로버트 존스 이등병이 있었습니다. 거기에 있던 환자 7명 중 6명이 이동할 때까지 그들은 마지막까지 자신들의 구역을 지켰습니다. 2/24번째 연대의 맥스필드 병장은 열병으로 혼수상태였고, 이미 붕대를 갈았지만 그를 움직이게 할 수 없었습니다. 그리고 로버트 존스 이등병이 그를 옮기기 위해 돌아왔을 때, 그는 이미 침대에서 줄루족 사람에게 찔린 것을 발견했습니다.

"2/24번째 연대 윌리엄 알렌 상등병과 Fd. 히치 상등병 역시 언급을 해야 하겠습니다. 병원과의 통신이 연결된 것은 온전히 그들의 용기 있는 행동 덕분이었습니다. 적이 언덕에서부터 사격으로 훑는 가장 위험한 위치에서 모든 것을 걸고 버텼습니다. 그들은 모두 심각하게 부상을 입었지만 그들의 결단력 있는 행동이 환자들을 병원에서부터 탈출시킬 수 있었습니다. 그리고 부상 때문에 더 이상 싸울 수 없게 되었을 때, 부상을 치료하자마자 그들은 동무들에게 밤새도록 탄창을 나눠주었습니다."

로크의 드리프트에 있는 집을 방어했던 이 남성들은 (데가처 대령의) 120명 대 5000명의 줄루족 사람들이었습니다. 그리고 그들은 1월 22일 오후 3시부터 23일 오전 5시까지 싸웠습니다. 야간 간호사의 일이 있습니다. "이런 영웅들은 다시 어디에서 살아야 하나?" 우리 모두의 간호사 안에서 살면 됩니다. 모든 간호사들이 그의 환자를 이런 용감한 영웅들이 생명의 위험을 무릅쓰고 구했던 것처럼 모든 것을 걸고 구하면 됩니다.

자기 생각은 하지 않고, 그들의 편의도, 생명도 안위에 없던 이 로크의 드리프트의 용감한 야간 간호사들 위해 만세삼창을. 의무와 규율을 지키고, 신과 그의 이웃의 곁을 지키고, 그들의 위치와 환자를 구한 이들을 위해. 그리고 우리 간호사들도 모두 이렇게 되도록, 우리 환자의 목숨을 위해 밤을 새워, 매일 밤과 낮을 새워 싸웁시다!

전우애가 이 사람들에게 얼마나 큰 영향을 미치는지 보이시나요? 많은 군인들이 결국 구할 수도 있었던 물에 빠지거나 부상을 입은 전우를 구하기 위해서 목숨을 잃습니다. 오, 우리 간호사들도 모두 전우가 됩시다. 우리 깃발과 부대의 명예를 굳게 지키고, 이런 때처럼 우리를 위해 돌아가신 그분을 위해서, 우리를 모두를 구하기 위해서 서로 최고로 성공하도록 도웁시다!

그리고 우리모두 사소한 이기심이나 비열함과 방종함은 예수그리스도와 아무도 보지 못하는 작은 것 까지 모든 것을 보시는 보이지 않는 신의 좋은 군인들로서의 명예를 방해함을 기억합시다.

무엇이 우리를 마지막까지 버티게 합니까? 규율입니다. 여러분은 이 사람들이 명령에 복종하고 부대로서 행동하되 각자의 임무는 최선을 다해 수행하도록 훈련 받지 않았다면 각자 가고 싶은 대로 가고 하고 싶은 대로 생각하고 자기만 생각하는 대신 이런 질망적인 위치에서 끝나지 않는 밤을 새워 싸웠을 것이라고 생각하나요?

얼마나 인간은 위대한가요. "천사에 비해 조금 낮을 뿐이다". 그리고 또 얼마나 작은가요!

겸손. 우리의 삶이 부대, 신의 간호 부대에서 복무하는 것 외에는 가치가 없다고 생각하는 것, 수그러들지 않는 복종, 견실함, 그리고 그의 업무를 수행하기 위한 끈기, 이것이 진정한 규율이고, 진정한 위대함으로, 신이 우리 간호사들에게 줄 수 있고, 우리를 그의 간호사로 만드는 것입니다.

그리고 이런 것들이 하루 만에 된다고 생각하지 맙시다. 아니죠, 이것들은 임시변통의 결과물이 아닙니다. 저런 노력들의 가장 중요한 부분은 수년간 인내하며 일할 때 찾을 수 있습니다. 이런 위대한 과업들은 갑자기 하룻밤 만에 미숙한 친구들에 의해 이뤄지지 않습니다. 이것은 규율과 훈련이 우리의 제2의 천성이 되어 매일 낮과 밤마다 할 수 있을 때 가능합니다. 미숙한 원주민 징용병들은 도망가 이산드흘와나에서 우리의 패배를 결정했습니다. 사관과 임관되지 않은 사관들에 의해 지휘된 잘 훈련된 영국인 군인들은 자기 자리를 지켰습니다.

우리가 가진 모든 감정과 생각은 우리의 인격에 인장을 남깁니다. 특히 우리가 훈련하는 기간 동안은, 그리고 다음 한

두 해는.

그 자체로는 약한, 왜냐하면 제멋대로 구는 것은 약함이기 때문에, 가장 제멋대로인 소년들이 굴복하면 그들의 인격에서 좋은 점들이 발현됩니다. 쉽게 미혹되는 이런 소년들을 가장 엄한 규율을 따르게 하고 훈련을 시키면 가끔 우리 중 최고가 나오기도 합니다. 이런 특징들은 내버려두면, 한물가버리고 적절한 규율이 있었으면 훌륭한 청년으로 됐을 것임에도 자기 자신들과 타인에게 나쁜 짓 외에는 아무것도 할 줄 모르게 됩니다.

그렇다면 복종하는 것은 무엇입니까? 복종한다는 것은 우리에게 하는 말을 따르고 즉시 실행하는 것 입니다. 군인에게 하는 것처럼 간호사도 그러한데, 우리가 그런 일에 익숙하든 하지 않든, 그게 옳다고 생각하든 생각하지 않든, 그것은 문제가 아닙니다. 즉각적인 복종이 문제입니다. 우리는 통제를 하지 않고, 대신 통제를 받습니다. 즉각적인 복종은 첫 번째 것입니다. 그 외에는 전통적인 허튼소리입니다. 하지만 우리가 누구에게 명령을 받는지 신경 쓰도록 하세요. 본부를 찾아가세요. 진정한 규율은 권위를 유지하고 곤란함을 신경 쓰지 않습니다. 우리는 일하기 위해서 일자리로 갑니다.

우리 간호사들은 군인들과는 달리 우리가 해야 하는 것의 많은 부분 "왜 그런지" 이유를 배웁니다. 하지만 우리가 만약 우리 훈련의 어떤 부분이든 방향을 바꿔서 우리가 너희보다 더 잘 안다고 말하거나, 혹은 말하지 않지만 느낀다면 이 "왜 그런지"를 매우 나쁘게 쓰는 것이 될 것입니다.

우리는 코끼리보다 더 쓸모가 없습니까? 코끼리는 백 명의 사람도 죽일 수 있지만, 말들이 움직이지 못하는 포병 기차도 그의 머리로 밀 수 있고, 어린이들을 보살피며 조심스레 돌보고, 코로 바늘도 꿸 수 있습니다. 왜죠? 왜냐하면 그는 복종하기를 배웠기 때문입니다. 그는 배우지 않으면 파괴 외에는 아무 소용이 없습니다. 가끔 그는 그 뜻이 완강하고 완벽히 가르치기가 어려울 때가 있습니다. 공감할 수 있겠죠. 우리는 그것에 대해서 아직 잘 모릅니다. 하지만 코끼리는 적당한 시간 내에 그의 방식이 아니라 우리의 방식대로 하는 법을 배워 그가 물론 하기 싫은 무거운 짐을 들기도 하고, 우리가 원하는 방향으로 길을 틀기도 하고, 우리가 원하는 때 멈추기도 합니다.

그리하여 신은 우리 모두를 우리의 길이 아닌 그의 길대로 가도록 가르치십니다. 그리고 제가 우리를 위해 바랄 수 있는 최고 중 하나는 우리 모두 너무 늦지 않게 일찍이 복종을 하는 코끼리의 가르침을 배우자는 것입니다.

　소중한 친구들이여, 저를 위해 기도해 주세요. 저 또한 저의 늙은 나이에도 그 가르침을 배울 수 있도록.

플로렌스 나이팅게일.

런던, 1888년 5월 16일.
내 소중한 친구들이여, 한 해 더 저의 사랑과 마음에서부터 우러나는 "성공의 축복"이 일에서 함께 하기를.

여러분 한 사람 한 사람 모두에게 가장 뜻밖의 의미로까지 여러분이 선택한 일생의 일에서 최고의 성공이 있기를 바랍니다.

그리고 다른 것보다 평소보다 더 심각한 제 병이 우리의 소중한 양호교사와 소중한 요양소 수녀님들을 통해서가 아니면 여러분과 개인적으로 알기 힘들게 만든 것이 너무나도 아쉽습니다.

여러분들은 미래의 일을 향해서 꾸준하고 헌신적으로 준비해가고 있습니다. 제 따뜻한 연민과 감사를 받아주세요.

우리는 이제 "연대"에 대해서 많이 듣게 되고 있습니다. 혼자 사는 것은 물론 불가능합니다. 우리는 우리에게 필요한 것들에 대하여 타인에게 의존하고 타인 또한 우리에게 그렇게 합니다.

모든 병원은 그 자체로 "연대"입니다. 이 학교의 우리들은 높고 관용적인 규율에 의해 규제되는, 적어도 그러려고 노력하는, 가장 깊은 의미에서의, 우리 자신의 그리고 동료 간호사의 성공을 위해서 일하는 단체를 통한 연대입니다. 왜냐하면 진보를 가능하게 하기 위해서는 우리는 이 상호의존을 정지의 수단이 아닌 선(善)의 공급책으로 만들어야 하기 때문입니다.

"연대"라는 단어에 마법은 없지만, 만약 우리가 우리에게 최선을 다하라고 하는 "여전히 작은 목소리"에 귀 기울이기만 하면, 거기에는 비밀과 전능한 소명이 있습니다.

이는 우리 머리에 신호를 보내고, 그 머리는 응답을 합니다. 이는 우리 모두를 부릅니다.

우리는 "개인"이 이 연대를 믿는다는 사실을 잊어서는 안 됩니다. 연대는 각 구성원에 의해 결정됩니다. 간호사의 연대는 절대로 간호사 개인을 대신해서는 안 됩니다. 각각 자신의 방법으로 연대에 생명을 불어넣는 것은 간호사이고, 이때 연대는 간호사를 도와야 합니다.

우리는 소중한 머리가 있습니다. 신에게 감사를! 우리 모두 각자의 능력에 따른 살아있는 구성원이 되도록 합시다. 법과 규율보다 중요한 것은 개인입니다.

세상의 경험을 한 사람이라면 누구든지 이런 경험을 한 적은 없나요. 여러분은 가장 존경할 만한 환경과 조직, 시험과 자격증을 가지고 있을 수 있지만, 만약 그 개인이 자신을 낮은 수준으로 떨어뜨리는 것을 허락한다면, 그것은 그녀에게 있어 "지배적인 상징"에 지나지 않습니다. 이것은 환경이 어떻게 돌아가는지가 중요한 것입니다. 환경은 기회입니다.

규칙은 죽은 글자가 될 수 있습니다. 정신이야말로 "생명을 주는" 것입니다. 개인의 내면이야말로 그가 있는 수준을 말해 주는 것입니다. 그 외의 것들은 단지 외피나 봉투 같은 것입니다. 그는 반드시 하느님을 통해서 자신의 "생각의 규칙"이 되어야 합니다.

반면, 이런 일이 자주 있을 텐데, 어떤 위대한 사람이 말한 것처럼, 한 개인이 좋지 않은 상황에 처하게 되었지만 그 스스로 높은 수준을 유지하고 더 높이높이 수준을 올려서, 고난을 기회로 만들면, 상승하기 위해 올라서면, 그는 그 상황을 통솔하게 됩니다. 그는 최고의 간호일의, 그리고 정신적인 능력이 되는 것, 그의 환자들에 대한 최고의 영향력을 행사할 능력이 되는 것 입니다.

다시 이는 간호사 개인이 실제 훈련과 실제 업무에서 하고 할 수 있는 것이 중요하지, 그가 무슨 일을 할 증명서, 예컨대 일의 압박을 견딜 수 있다고 증명된 증기 보일러 같은 것이 중요한 것이 아닙니다.

그는 최상의 코스를 밟고, 충분한 시험을 통과했지만 그 안에는 아무것도 찾지 못할 수도 있습니다. 이것이 간호를 하는 간호사와 간호에 대한 책을 읽는 간호사의 차이일 것입니다. 열매를 맺지 못하면 미끄러지고 겉치장을 하는 것 뿐입니다. 매해 자라고 자라는 진실성은 거기에 없습니다. 모든 간호사는 자라야 합니다. 어떤 간호사도 제자리에 멈춰 설 수는 없습니다. 그는 반드시 전진해야지, 그렇지 않으면 매해 후퇴합니다.

그렇다면 어떻게 자격증과 공공 등록증이 이를 보여주나

요? 이보다, 그는 그 자신 안에 도덕의 "극도의 객관적인" 온도계가 있어야 합니다. 우리의 위상은 우리가 "이미 다 자란" 후에는 더 이상 매년 자라지 않습니다. 밑으로 자라지도 않습니다. 우리의 도덕적 위상과 간호의 위상은 그렇지 않습니다. 우리는 매년 자라지 않으면 밑으로 자라기 시작합니다.

협회(연대)가 너무도 많은 이 시점에, 정기간행물과 홍보가 너무나 유행인 이 시점에, 대중의 앞에서 모든 것이 끌려 다니는 이 시점에, 우리는 진정한 간호 업무는 조용해야 한다는 사실을, 개인의 일이라는 사실을 잊을 위험에 처해있습니다. 다른 모든 것들은 업무의 모든 진실됨에 반대됩니다. 내 영혼 가장 깊은 곳에서 나라는 개인은 어디에 있습니까? "나"라고 부르는 내면의 여성은 누구입니까? 이것이 문제입니다.

이 "나"는 조용하되 빨라야 합니다. 서두르는 법 없이 빨라야 합니다. 느리지 않고도 부드러워야 하고, 자만하지 않고도 신중해야 합니다. "조용함과 신뢰성에 그의 힘이 있어야 한다."

나는 지시를 지능적이고도 완벽하게, 보이지 않으면서도 보이게 처리할 수 있다고 믿어질 수 있어야 합니다. "주님께" 하듯이 사람에게도 해야 합니다. 눈에 보이는 일만 해서는 안

됩니다. (그가 만약 단순한 협회 간호사이지, 개별적 간호사가 아니라면 이를 어떻게 하겠습니까?)

나는 내 환자들에 대해 도덕적 영향력이 있어야 합니다. 그리고 요즘같이 모든 사람들이 교육받아 환자들이 나의 날카로운 비평가이자 심판이 되는 때에는 내가 보이는 것 같은 사람이 되어야만 이가 가능합니다. 내 환자들은 나를 보고 있습니다. 그들은 내 직업, 내 소명이 무엇인지 알고 있습니다. 그것은 병자들을 위해서 나를 헌신하는 것입니다. 그들은 그들 자신에게 묻습니다. 이 간호사는 자기 직업에 맞춰서 실행하고 있나? 이것은 추정이 아닙니다. 사실입니다. 이것은 우리 간호사 하나하나에게 각자 직업에 맞게 일을 실행하도록 하는 부름입니다.

우리는 요즘 간호가 "직업"이 된 점에 대해서 많이 듣게 됩니다. 그보다, 이것은 저에게 있어서 질문이 아닙니다. 나는 내 "직업"에 맞게 살고 있나?가 저의 질문입니다.

하지만 나는 환자들이 내 봉사를 언제나 인지하기를 갈망하지 말아야 합니다. 그와 반대이죠. 내가 줄 수 있는 최고의 봉사는 환자가 거의 인지하기도 어려워야 힙니다. 나의 존재를 인지하는 것은 필요한 게 아무것도 없다는 것을 알아차리는 것을 통해야 합니다.

(셰익스피어는 "간호사 같은" 것은 환자 같은 것이다. 라고 나에게 말합니다.

너무나 친절하고, 너무나 본분을 잘 지키고, 근면성실하고,
너무나 그의 일에 부드럽고, 진실되고,
너무나 능숙하구나.)

나는, 말이 아닌 일에서, 빈틈없는 간호사여야 합니다. 책도 아니고, 답도 아니고, 증명서도 아니고, 기계도 아니고, 기계나 협회의 일개 일부도 아닙니다.

그와 동시에, 협회가 진정으로 도움과 진보에 대한 맹세를 주며 가만히 서있는 것의 고정관념인 목발이 되지 않는다는 가정하에, 그들에게 우리의 마음에서 우러나온 "성공의 축복"을 빌어줍시다.

우리는 모두 "기생충"이 무엇인지 압니다. 다른 식물이나 동물에 빌붙어서 살며 자기 식량을 위해서 일하지 않아 퇴락하는 것들 말입니다. 이는 식량을 건강하고 활동적인 삶과 발전을 위해서 식량이 중요한 것처럼 얻기 위한 노동은 중요하

기 때문입니다.

이제 간호(그리고 조산)에서 기생충이 생길 것 같은 분위기가 있습니다. 이는 대리인에 의해서 간호사 (혹은 조산원)가 되는 것인데, 요즘같이 모든 과학과 인문학을 학교와 대학에서 가르치려고 하는 때에, 이제는 간호와 조산도 책과 시험의 업무로 바꿔 좋은 의미의 직업이 아닌 나쁜 의미의 직업으로 하려 합니다. 그리고 위험은 우리가 책과 이론과 말이 우리의 일을 대신하도록 하는 데 만족할 것이라는 점입니다. 가장 종교적인 사람 중에 하나가 말하길 우리는 직접 배우고 실천하는 대신 교회를 가고 사제들에게 대신하게 하여 만약 우리에게 기생의 기질이 있다면 아무리 더 나은 예배와 더 나은 설교, 이론, 그리고 가르침이 있다. 한들 우리는 그것으로 만족할 위험성이 있다는 것입니다. 그가 말하길 우리는 기도를 하는 대신 기도 받는 것, 그리스도에 대한 일을 돈을 주고 산 대리인이 대신하게 하는 것, 우리의 대리인이 일주일간의 공급을 제공하는 것, 생각과 실천에 자극제여야 하는 생각을 대신하는 것에 만족하게 된다고 합니다. 이것은 신도석의 기생충이라고 그는 말합니다. (왜냐하면 문학적 기생충들은 그가 "좋은 도서관"이므로 모든 것을 안다고 생각합니다.) 그러한 기생충은 그의 수산, 어써넌 내일의 예배를 즐기지만 그 와중에 그의 인격과 생활, 뜻과 실천은 어떤 진전도 없고 실제로는 퇴보하고 있습니다.

여러분은 그 목사에 대해 말한 테니슨의 농부를 기억하시나요?

즈 머리 우로 노작거리는 소리를 들었슈
그래서 한마디 할라고 했던 소리 해볼까 하고 왔쥬

여기에 우리는 웃습니다. 하지만 기생충이 저 보다 낫습니까?

이제 앰뷸런스 수업, 간호와 간호사(그리고 조산사)의 등록증과 증명서, 특히 최소한의 실습이 필요한 어떤 것이든, 개인적 향상을 올바른 지식과 실습에서의 성장을 위한 소재로 만드는 대신 활동 면제와 단순한 문서와 문자의 향상으로 대체할 수 있는 것들과 같은 모든 것들이 이렇게 될 것입니다.

증명서가 간호사나 조산사를 만드는 것이 아닙니다. 이것들은 그들을 안 만들 수도 있습니다. 위험은 그가 여성과 간호사로서 위로 가는 것을 멈추지 않는 대신 증명서가 그를 대신하게 만드는 데 있습니다.

초등학교, 고급학교, 전문교육, 이 모든 곳에서 "하루" 시험을 치르는 방향으로 교육이 가는 것 같습니다. 그리고 이는 "흥미"라고 불리던 것을 이것들이 대신한 대단한 발걸음입니다. 부디 이것이 시험으로 테스트될 수 없는 영역에까지 미치지 않도록 합시다. 무엇보다 도덕적이고 실천적인 삶, 보이는 삶이 아닌 충실한 행동의 삶인 간호사 인생의 '시험의 날'과 함께, 단지 실천의 "날"이, 개별적 생각과 실천, 인격과 충실의 발전이 우리에게 주어진 성장과 올바른 지식을 위한 소재를 통해 지속되도록 합시다.

하지만 무엇보다, 소중한 동무들이여, 우리 각자, 우리의 개별적인 각각, 우리의 학교에게 (혹은 협회, 원한다면 그렇게 부르세요.), 비록 여러분의 "협회"와 이의 소중한 구성원들이 여러분의 성공을 빌고 있지만, 할 수 있는 한 최대로 성공을 빌어주세요.

우리 모두 훈련과 수업, 강의, 시험과 독서를 통해, "기생충"으로서가 아니라. 아니, 여러분들 중 누구도 그렇게 하지 않을 것입니다. 영리하고 활기찬 동료로서 더 나은 방법을 매일 찾기 위해 생애 마지막까지 노력하며 우리에게 주어진 마음을 위한 풍성하고도 훌륭한 음식을 치하도록 합시다.

다시 한번, 제 가장 따뜻한 연민과, 가장 소중한 사랑을 여러분 각자와 모두에게 드립니다.

여러분의 충직한 오래된 동무로부터,

플로렌스 나이팅게일.